VERA BARTHOLOMAY

HEILSAME BERÜHRUNG

THERAPEUTIC TOUCH

Beschwerden lindern • Heilkräfte aktivieren
Lebensenergie stärken

Das ganzheitliche Praxisprogramm

INTEGRAL

Die in diesem Buch vorgestellten Informationen und Empfehlungen sind nach bestem Wissen und Gewissen geprüft. Dennoch übernehmen die Autorin und der Verlag keinerlei Haftung für Schäden irgendwelcher Art, die sich direkt oder indirekt aus dem Gebrauch der hier beschriebenen Anwendungen ergeben. Bitte nehmen Sie im Zweifelsfall beziehungsweise bei ernsthaften Beschwerden immer eine professionelle Diagnose und Therapie durch ärztliche oder naturheilkundliche Hilfe in Anspruch.
Bitte lesen Sie zum Thema »Heilen« auch den Abschnitt »Wer heilen darf – Rechtliches« im Kapitel »Wer heilt, hat recht?« sowie das Urteil des Bundesverfassungsgerichts (siehe Literaturverzeichnis).
Die Fallbeispiele in diesem Buch sind durch Klienten inspiriert, jedoch sind alle persönlichen Daten zum Schutz der einzelnen Personen verändert worden.

FSC
www.fsc.org
MIX
Papier aus verantwortungsvollen Quellen
FSC® C014496

Verlagsgruppe Random House FSC® N001967
Das für dieses Buch verwendete FSC®-zertifizierte
Papier *Super Snowbright* liefert Hellefoss AS, Hokksund, Norwegen.

Integral Verlag
Integral ist ein Verlag der Verlagsgruppe Random House GmbH.

ISBN 978-3-7787-9257-5

Erste Auflage 2015

Redaktion: Ralf Lay
Umschlaggestaltung: Guter Punkt, München unter
Verwendung von Motiven von © mykeyruna / shutterstock
Satz: Greiner & Reichel, Köln
Herstellung: Helga Schörnig
Druck und Bindung: GGP Media GmbH, Pößneck

www.integral-verlag.de

INHALT

EINLEITUNG GESUNDHEIT UND STÄRKUNG DURCH HEILSAME BERÜHRUNG

TEIL 1 EINFÜHRUNG IN THERAPEUTIC TOUCH

TEIL 3 HEILEN ALS BERUF

ANHANG

EINLEITUNG

GESUNDHEIT UND STÄRKUNG DURCH HEILSAME BERÜHRUNG

RÜCKBESINNUNG AUF URALTE FÄHIGKEITEN

Liebe ist genug

Leila ist vier Jahre alt und schwerstbehindert. Sie ist spastisch, hat keinen Schluckreflex und wird über eine Magensonde ernährt. Sie kann nicht sprechen, sitzen oder gehen, liegt fast bewegungslos in einer verdrehten Körperhaltung. Ihre Mutter hält sie im Arm und streichelt sie sanft, während sie mit uns über das Heilen mit Energien spricht.

»Ich kann so etwas nicht – dafür muss man wahrscheinlich eine besondere Begabung haben.« Dabei schaut sie ihre Tochter liebevoll an und streichelt sie weiter. Leila macht eine Mundbewegung, die man als Lächeln verstehen könnte. »Wenn sie so reagiert, hat sich alle Mühe gelohnt«, sagt die Mutter, und alle im Raum sind ergriffen von dieser selbstlosen Liebeserklärung.

Ich erkläre ihr, dass sie das, was wir unter »energetischem Heilen« verstehen, gerade selbst ununterbrochen praktiziere. Sie könne es besser als die allermeisten – und alles, was sie darüber lernen könnte, sei nur eine Verfeinerung der Technik.

Sie schaut mich ungläubig an. »Ich mache doch nichts Besonderes, ich streichele Leila nur.« Dass dabei ein feiner

Strom reiner Liebe hinüberfließt, ist keine bewusste Aktivität. Eine Liebe übrigens, die offenbar auch zurückfließt.

Mit Leila erleben wir, was immer geschieht, wenn Eltern ihre Kinder lieben. Und was bei allen Menschen geschieht, wenn sie lieben. Wenn das Herz überfließt, fließt Energie. Das ist nichts Mystisches, nichts Magisches, sondern gehört zu unserem ganz normalen Alltag. Und wenn diese Energie Liebe transportiert, hat sie eine heilsame Wirkung.

Aber nicht nur unter Liebenden fließen heilsame Energieströme. Therapeutisches Handauflegen ist eine Technik, die ganz leicht von jedem gelernt werden kann. Es ist eine uralte Fähigkeit, die schon in uns vorhanden ist und lediglich wieder geweckt werden muss. Allerdings gehören die liebevolle Öffnung und Zuwendung für den Moment der Behandlung immer dazu.

Von traditionellen Heilmethoden zur modernen Medizin

In fast allen alten Kulturen und Urvölkern kannte oder kennt man immer noch die Heilung durch Handauflegen oder andere Formen der Energieübertragung – ob bei den nordskandinavischen Sami-Ureinwohnern, den Indianern Nord- und Südamerikas, den australischen Aborigines, bei den Schamanen im Altaigebirge und in den afrikanischen Savannen, bei den Heilkundigen in Indien, China oder in vielen anderen Kulturen. Aber auch mitten in Europa findet man noch nicht verloren gegangene alte Heiltraditionen. Oft gibt es in alten Dörfern »Heilkundige«, die man bei Krankheiten gern um Rat bittet. Diese arbeiten meist abseits jeglicher Öffentlichkeit und verstehen ihren Dienst eher als »Nachbarschaftshilfe«. Wer sie nicht gezielt sucht, erfährt nichts von ihren Fähigkeiten.

Was die meisten aber nicht wissen, ist, dass auch die moderne Schulmedizin den Nutzen komplementärer Behandlungsmethoden in den verschiedensten Bereichen erkannt hat und die heilsamen Berührungen unter der Bezeichnung »Therapeutic Touch (TT)« schon längst einen Platz in Krankenhäusern, Pflegeheimen, Hospizen und weiteren Gesundheits- und Pflegeeinrichtungen gefunden haben. Aber auch bei Physiotherapeuten, Masseuren, Heilpraktikern und anderen Therapeuten erlebt man immer häufiger, dass neben den konventionellen Arbeitsmethoden eine weitere Behandlungsebene hinzutritt, nicht immer offiziell als zusätzliches Angebot, sondern in Form »besonderer Momente«, in denen die Hände des Therapeuten auf bestimmten Körperstellen des Patienten ruhen und eine tiefe Entspannung eintritt. Es gibt Krankenpflegeschulen und Universitäten mit dem Studiengang Krankenpflege, die Therapeutic Touch unterrichten. Krankenhäuser und Pflegeeinrichtungen bieten ebenfalls Therapeutic Touch als Fortbildung für ihre Mitarbeiter an.

Aber auch ganz privat wollen immer mehr Menschen wissen, was diese Art Berührung bewirken kann. Ob nur für die kleinen Wehwehchen im Alltag oder gar für die Pflege von schwer kranken Familienmitgliedern oder Freunden.

WAS IST THERAPEUTIC TOUCH?

Die Entwicklung einer neuen Methode

Therapeutic Touch wurde Anfang der Siebzigerjahre von einer amerikanischen Krankenschwester und einer Heilerin entwickelt. Dolores Krieger hatte den Beruf der Krankenschwester gewählt, um Menschen bei ihrer Genesung unterstützen zu können, und sah sich dann im Berufsalltag auf die körperliche Pflege der Patienten und das Austeilen von Medikamenten beschränkt. Auch als sie später Professorin für Krankenpflege an der New York University geworden war, fragte sie sich weiterhin, wie die Aufgaben der Krankenpfleger sinnvoll ergänzt werden könnten.

Privat hatte sie Kontakt zu Heilern aus unterschiedlichsten Traditionen und Kulturen, und sie war fasziniert davon, was diese zu bewirken vermochten. Sie versuchte, zu verstehen, was die Heiler wirklich tun, was jener starken Wirkung zugrunde liegt und ob man ihre Vermittlung sogar selbst lernen könnte. Diese traditionellen Heiler haben ihr aber nicht gerade Mut gemacht, denn in ihren Kulturen bedeutete eine Ausbildung zum Heiler eine Lehrzeit von fünfzehn bis zwanzig Jahren, meist sogar im engen Zusammenleben mit dem Lehrer. Für New Yorker Krankenpfleger war das natürlich ein vollkommen undenkbares Konzept. Gemeinsam mit der hellsichtigen Heilerin Dora Kunz, die mit ihrer besonderen

Begabung noch deutlicher wahrnehmen konnte, was diese Heiler eigentlich tun, wagte sie ein Experiment. Ob es wohl möglich sein könnte, die Essenz dessen, was diese Heiler während einer Heilbehandlung tun, herauszufiltern und diese an ganz normale Krankenpfleger zu vermitteln? Und ob es dann immer noch eine Wirkung hätte? Schnell hatten sie ein Konzept entwickelt, und bald fanden sich die ersten Interessenten unter den Kollegen in der Krankenpflege. Über die Wirkung waren sie selbst erstaunt. Erstens verstanden die Pfleger sehr schnell, was sie tun sollten. Und zweitens hat es bei den »Probanden« auch gewirkt: Schmerzen verschwanden, sie fühlten sich gestärkt und entspannt.

Rasch hat sich die Kunde von dieser neuen Methode verbreitet. Wir sprechen von den Siebzigerjahren, einer Zeit, in der viele Menschen reif waren für eine ganz neue Art zu denken. Innerhalb der folgenden Jahre breitete sich Therapeutic Touch dann wie ein Lauffeuer in den USA und in Kanada aus. Das Konzept wurde verfeinert und weiterentwickelt, und erste Dokumentationen über die Wirkung wurden veröffentlicht. Immer mehr Pfleger wurden in Therapeutic Touch ausgebildet. Krankenpflegeschulen und Universitäten nahmen die Methode in ihr Curriculum auf.

Auch in anderen Teilen der Welt erwachte das Interesse an dieser Methode – gerade auch, weil sie so leicht zu erlernen war. Mittlerweile wird sie in mehr als hundert Ländern angewandt, und es sind weit über 200 000 Menschen ausgebildet worden. In Europa ist Therapeutic Touch seit den Achtzigerjahren vor allem in den Niederlanden, in Deutschland und in Österreich gut etabliert.

Was ist Therapeutic Touch denn nun genau?

Mit Therapeutic Touch hat man Energien wiederentdeckt, die es vorher auch schon gegeben hatte. Das Besondere an Therapeutic Touch ist allerdings, dass hier altes Wissen neu aufgegriffen und in einer besonders komprimierten Form vermittelt wird, damit Menschen schnell und unkompliziert eine energetische Methode erlernen können. Wir sprechen von einer modernen und zeitgemäßen Form des Handauflegens.

Eine Behandlung ist immer individuell und verläuft jedes Mal etwas anders. Die folgenden Grundschritte gehören aber fast immer dazu:

- Der/die Therapeutic-Touch-Anwender(in) zentriert sich und fokussiert sich ganz auf den Klienten. Dann tastet er/sie mit den Händen das Energiefeld um den Körper herum ab, ohne ihn zu berühren. Durch dieses erste Abtasten bekommt man über die Handflächen Informationen darüber, wo die Energie zur Zeit nicht ganz optimal fließt. Wo gibt es Unregelmäßigkeiten? Wo wird zusätzliche Energie gebraucht? Durch sanfte, streichende Handbewegungen werden dann schon erste Störungen aus dem Energiefeld entfernt.

- Danach legt man die Hände nach und nach auf die Körperstellen, die im Moment besonders viel zusätzliche Energie brauchen, und führt diese Energie über die Handflächen hinzu. Man kann auch Energie im Körper bewegen, wenn es zum Beispiel sinnvoll ist, Stellen besser mit Energie durchzuspülen oder gar Energie zu entfernen, wenn irgendwo ein Stau durch zu viel davon entstanden ist.

- Zum Schluss wird das Energiefeld erneut abgetastet, um festzustellen, was sich verändert hat und wo vielleicht bei einer nächsten Behandlung noch gearbeitet werden sollte.

Eine solche Behandlung dauert in der Regel 20 bis 30 Minuten, manchmal auch länger.

Es werden keine Krankheiten gezielt behandelt, sondern lediglich das körpereigene Energiesystem wieder »in Ordnung« gebracht. Dadurch werden die körpereigenen Abwehrkräfte aktiviert. Dies kann natürlich dazu führen, dass der Körper eine Krankheit überwindet oder deutlich mildert.

Später werden wir uns intensiver mit den einzelnen Schritten von Therapeutic Touch beschäftigen, damit Sie gleich zu Hause erste Erfahrungen damit machen können.

Über die Grenzen von Therapeutic Touch hinaus

Sie werden in diesem Buch die klassische Therapeutic-Touch-Methode nach Krieger und Kunz kennenlernen. In den Übungen, Behandlungsansätzen und Gedankenmodellen gehe ich aber noch ein Stück weiter. Denn eine gelernte Methode ist nie statisch, sondern entwickelt sich über mehrere Jahrzehnte Erfahrung. So ergänze ich die Empfehlungen fortlaufend mit Impulsen und Erkenntnissen, die ich während meiner Arbeit gewonnen habe.

DAS BESONDERE AN THERAPEUTIC TOUCH

Es gibt unzählige energetische Behandlungsmethoden. Und um es schon vorwegzusagen: Es gibt nicht »*die eine gute*« Methode, und alle anderen sind nicht schlecht. Es gibt lediglich *die* Methode, *die am besten zu Ihnen passt.* Und beim Lernen einer solchen Methode ist eigentlich Folgendes noch wichtiger: Es gibt *die* Lehrer, *die zu Ihnen passen* – mit denen »die Chemie« stimmt, denen Sie vertrauen und die mit Ihnen am besten kommunizieren können.

Therapeutic Touch fällt vor allem durch ihre Nähe zur Schulmedizin auf. Hier liegt ihre ganz große Stärke, weil diese Methode so mit weniger Widerstand in einen »normalen« medizinischen Alltag integriert werden kann. Damit einher geht die wenig auffällige oder fremde Art, eine Behandlung durchzuführen – es werden keine »seltsamen Bewegungen«, Riten, Gesten und dergleichen durchgeführt. In besonderen Situationen, zum Beispiel am Krankenbett oder während einer Operation, kann man sogar fast ganz auf die sichtbaren Bewegungsabläufe verzichten, sodass lediglich die Hände aufgelegt werden oder es wie eine ganz normale Berührung aussieht.

Dank der häufigen Anwendung im konventionellen Medizinbetrieb und als Teil von vielen Krankenpflegeausbildungen ist über die Jahre eine große Zahl wissenschaftlicher Untersuchungen und Dokumentationen über die Wirksamkeit entstanden. Es gibt davon wesentlich mehr, als vergleichbare Methoden vorweisen können. Das ist ein sehr wichtiger Faktor für die Anerkennung von schulmedizinischer Seite.

Es handelt sich also um eine besonders bodenständige Methode, die frei von jeglicher Ideologie oder Glaubensrichtung ist. Das bedeutet aber nicht, dass sie nicht auch einen spirituellen Anteil haben kann und meist auch hat. Aber die Inhalte der Spiritualität darf jeder selbst definieren; und sie sind keine Vorbedingung für die Arbeit, sondern eher ein Ergebnis, das oft von allein entsteht.

Es gibt keinen »Meister« oder gar »Guru«, der sagte, wo es langginge, was richtig oder falsch wäre. Es finden keine Einweihungen statt, man arbeitet ohne mystische Symbole oder besondere Kontakte zu Geistführern, Engeln oder anderen immateriellen Wesen. Es findet keine »fremdartige Zauberei« statt. Verstehen Sie mich nicht falsch, ich habe nichts gegen Engel oder Geistführer. Was von allein für die Anwender entsteht und in ihren Erfahrungs- und Überzeugungskontext passt, ist absolut in Ordnung, nur gehört es eben nicht zu den Standardinhalten einer Therapeutic-Touch-Ausbildung.

Manche andere Behandlungsmethoden arbeiten bewusst ohne eine bestimmte Intention. Hier stellen sich die Anwender lediglich als Kanal für die Energien zur Verfügung. Beim Therapeutic Touch spielt die Intention schon eine Rolle, zumindest in den Behandlungsabschnitten, in denen man durchaus ein bestimmtes Ziel verfolgt. In anderen Behandlungsphasen wird jedoch auch ganz absichtslos gearbeitet.

WARUM WIR BERÜHRUNG BRAUCHEN

Dass eine Berührung einfach guttut, wissen wir alle. Wir trösten Kinder, die sich wehtun, spontan mit einer Berührung der schmerzenden Körperstelle. Wir nehmen Menschen in den Arm, wenn sie traurig sind. Eine liebevolle Berührung schafft fast immer Nähe und Vertrauen.

Die absichtslose und nicht fordernde Berührung während einer Therapeutic-Touch-Behandlung löst immer wieder tiefe Gefühle aus – auch bei Menschen, die gelernt haben, »tough« zu sein, sich durchzubeißen und durchzuhalten.

▪ *»Ich bin noch nie so gehalten worden«*

Karla L. liegt auf der Massageliege in meiner Praxis – eine empfindsame und dennoch sehr geradlinige und mutige Frau Ende vierzig. Während der Behandlung halte ich ihren Kopf für einen Moment in meinen Händen. Schon fließen die Tränen. Ich frage, warum sie weint.

»Ich bin noch nie so gehalten worden. Noch nicht einmal als kleines Kind.«

Körperliche Berührungen – ein Tabu?

Therapeutic Touch wurde als eine »*Non-Contact*-Methode« entwickelt. Das bedeutet, dass man lediglich das Energiefeld um den Körper herum und nicht den physischen Körper des Klienten berührt. In den USA und in Kanada wird Therapeutic Touch immer noch in dieser Art praktiziert. Amerikanische Therapeutic-Touch-Anwender berichten von Bedenken, »falsch oder missverständlich« berühren zu können – mit entsprechenden rechtlichen Konsequenzen, die in diesen Ländern schnell entstehen und enorm kostspielig werden –, und berühren die Patienten deshalb lieber nicht.

Diese enorme Vorsicht ist in Europa Gott sei Dank nicht so ausgeprägt. Hier hat man schnell gemerkt, dass die Menschen eine konkrete, »handfeste« Berührung brauchen, und die meisten Anwender haben deshalb die körperliche Berührung in die Therapeutic-Touch-Behandlung integriert.

Was geschieht bei einer Berührung?

Durchschnittlich 1,7 Quadratmeter Haut umgeben unseren Körper. Jede Berührung wird sofort über fünf Millionen Sinneszellen an das Gehirn gemeldet. Der Tastsinn ist unser größtes Wahrnehmungssystem. Was während einer Berührung körperlich mit uns geschieht, ist ein so komplexer Vorgang, dass er nicht in allen Einzelheiten analysiert werden kann. Aber man weiß, dass eine enorm große Informationsmenge über die Haut vermittelt wird. Und Informationen, die über die Haut kommen, können nicht ausgeschaltet werden. Wir können die Augen schließen und die Ohren zustöpseln, aber nie die Haut »ausblenden«, nicht einmal im Schlaf.

Ausreichend Berührung in den prägenden ersten Jahren eines Kindes hat vermutlich großen Einfluss auf die Entwicklung von Intelligenz und Denkvermögen. Studien haben aber auch für das Erwachsenenalter ergeben, dass man beispielsweise nach Massagen schneller und genauer Mathematikaufgaben lösen kann. Sogar bei Alzheimerpatienten konnte nach Massagen eine bessere Gedächtnisleistung nachgewiesen werden.

Außerdem vermutet man, dass Berührung entscheidend für die Entwicklung einer sozialen Kompetenz ist, indem wir uns über unsere Hautgrenzen als individuelle Wesen begreifen und als solche mit anderen Menschen interagieren können.

Berührung ist überlebenswichtig

Die Wissenschaft beschäftigt sich zunehmend mit der Frage, warum Berührung so wichtig ist. So wurde festgestellt, dass Berührung die Ausschüttung von schädlichen Stresshormonen bremst und stattdessen eine erhöhte Produktion des Oxytocins anregt. Dieses »Hormon der Nähe« oder »Liebeshormon« wirkt beruhigend, reduziert Ängste und hat sogar eine stimmungsaufhellende Wirkung. Außerdem lindert es Schmerzen, regt Wachstumsprozesse an, löst Verspannungen, stärkt das Immunsystem und erhöht die Lernfähigkeit.

Entscheidend zu diesen Erkenntnissen hat die schwedische Ärztin und Professorin für Physiologie Kerstin Uvnäs-Moberg beigetragen. Sie entdeckte früh die Bedeutung von Oxytocin und hat eine große Zahl wissenschaftlicher Studien zu diesem Thema durchgeführt. Ursprünglich war dieses

Hormon »nur« als Stillhormon bekannt. Messungen zeigten, dass bei stillenden Frauen die Berührung der Brust durch ihr Baby eine starke Ausschüttung von Oxytocin zur Folge hatte. Mittlerweile weiß man, dass dieses Hormon noch viel mehr kann. Professorin Uvnäs-Moberg ist davon überzeugt, dass es unabdingbar für die Entwicklung und Festigung von Beziehungen beziehungsweise die Bindung ist. Oxytocin fördert die Offenheit und das Vertrauen zwischen Menschen.

Übrigens ist nicht nur die reine Berührung an sich entscheidend. Sogar die Streichelfrequenz spielt eine Rolle. Ideal ist eine Häufigkeit von circa vierzigmal in der Minute – das ist die Geschwindigkeit, mit der wir instinktiv ein Kind oder ein Haustier streicheln. Ein Zufall?

Dr. Martin Grunwald ist einer der führenden Forscher im Bereich Tastsinn. In Leipzig betreibt er ein eigenes Haptik-Forschungslabor. Grunwald berichtet von Experimenten, in denen kleine Rattenbabys von ihren Müttern getrennt wurden. Nachdem sie die mütterlichen Liebkosungen nicht mehr erhalten hatten, drosselten die Rattenbabys sofort die Produktion der Wachstumshormone. Sobald die Wissenschaftler das liebkosende »Ablecken« durch die Rattenmutter aber durch Streicheln mit einem nassen, weichen Pinsel ersetzt hatten, stieg die Zahl der Wachstumshormone wieder an. Wenn die Berührung ganz ausfiel, entwickelten sich weder Gehirn noch Körper normal weiter.

In den USA hat man bereits vor vielen Jahren herausgefunden, dass frühgeborene Babys weniger Stressreaktionen zeigen, ruhiger schlafen und schneller zunehmen, wenn sie regelmäßig berührt und gestreichelt werden. Aus diesem Grund hat man die sogenannte »Kängurumethode« entwickelt, bei der die Babys stundenlang nackt auf dem Bauch der Mutter oder des Vaters liegen. Dadurch sinkt die Herzfrequenz, die Babys entspannen tiefer und atmen ruhiger.

Dr. Grunwald hat auch festgestellt, dass Menschen mit Magersucht sich selbst nicht genügend über die Haut »begreifen«, das heißt, sie schätzen ihre eigenen Wahrnehmungen über die Haut falsch ein. In Experimenten mussten sie zum Beispiel Reliefstrukturen mit den Fingerkuppen blind abtasten und danach auf Papier nachzeichnen. Dabei hat man festgestellt, dass sie nur eingeschränkt Informationen über die Haut aufgenommen haben. Dadurch schätzen sie ihren eigenen Körper auch tatsächlich falsch ein und empfinden sich als dick, obwohl sie enorm abgemagert sind – mit lebensbedrohlichen Folgen, wenn sie weiterhin denken, sie müssten noch weniger Nahrung zu sich nehmen.

TEIL 1

EINFÜHRUNG IN THERAPEUTIC TOUCH

ERSTE SCHRITTE MIT THERAPEUTIC TOUCH

Lassen Sie uns jetzt zu den praktischen Übungen gehen, damit Sie gleich entdecken, wie auch Ihre Hände Gutes bewirken können. Wir werden dabei die einzelnen Behandlungssequenzen erst vorbereiten, einüben und dann praktisch anwenden.

Eine klassische Therapeutic-Touch-Behandlung

Eine klassische Therapeutic-Touch-Behandlung besteht aus den nachfolgend dargestellten Schritten. Am Anfang empfiehlt es sich, diese Reihenfolge einzuhalten. Später können Sie den Ablauf variieren, manche Schritte auch wiederholen oder weglassen. Das anfängliche Zentrieren sollte aber immer dazugehören.

In einer tiefer greifenden Behandlung wird nicht nur Energie von außen gegeben, sondern auch im Körper bewegt, neu geformt, manchmal auch weggenommen, wenn zu viel Energie zu einer Blockade geführt hat, oder die vorhandene Energie wird lediglich neutral gehalten. Diese Schritte werden später eingeübt und genauer erklärt (ab Übungen zur Energieübertragung). Für den Anfang genügen die klassischen Schritte, die etwas später ausführlich erklärt werden:

– *Zentrieren:* Sie gehen bewusst in einen entspannten und dennoch sehr konzentrierten Bewusstseinszustand mit gezieltem Fokus auf die Person, die Sie gleich behandeln werden.

– *Das Energiefeld erspüren:* In einem Abstand von 5 bis 15 Zentimetern bewegen Sie Ihre Hände über das gesamte Energiefeld der anderen Person. Dabei stellen Sie eventuelle Auffälligkeiten, Unregelmäßigkeiten und Asymmetrien fest. Aus diesen Informationen bildet sich die Grundlage für die weitere Behandlung.

– *Das Energiefeld harmonisieren und Energie hinzufügen:* Zuerst wird das Energiefeld um den Menschen ausgestrichen und geglättet. Dies führt bereits zur Auflösung kleinerer Energieblockaden, und der Energiefluss wird angeregt. Danach werden die Hände an bestimmten Körperstellen aufgelegt oder an bestimmten Stellen im Energiefeld gehalten. Dort wird gezielt Energie hineingegeben.

– *Das Energiefeld neu erspüren und das Ergebnis überprüfen:* Zum Schluss wird das Energiefeld erneut erspürt, um festzustellen, was sich durch die Behandlung geändert hat.

Übungen zum Verfeinern des Spürsinns

Unsere Wahrnehmungen bilden eine wichtige Grundlage dieser Arbeit. Damit Sie so viel wie möglich von der anderen Person wahrnehmen können, empfehle ich Ihnen zuerst einige Übungen.

ÜBUNG *Der Lichtraum*

Setzen Sie sich für circa fünf Minuten bequem hin. Der Rücken sollte gerade sein, und die Füße berühren den Boden. Schließen Sie die Augen. Jetzt konzentrieren Sie sich auf den Punkt zwischen den Augenbrauen und entspannen die Stirn und die Augen. Stellen Sie sich vor, dass Sie einen inneren Raum hinter der Stirn wahrnehmen können. Der Raum ist groß und hell. Vielleicht lassen Sie den Raum sogar noch ein wenig heller werden. Genießen Sie für einen Moment dieses Licht und die Entspannung. Dann lassen Sie die Grenze zwischen dem inneren und dem äußeren Raum verschwinden, sodass das Licht von innen nach außen strahlen kann. Lassen Sie das Licht sich so weit wie möglich ausdehnen. Bleiben Sie eine Weile in diesem Zustand.

Anschließend atmen Sie einige Male tief ein und aus. Dann öffnen Sie die Augen wieder und nehmen den Raum wahr, in dem Sie sitzen. Wie fühlt sich der Kopf jetzt an? Etwas leichter oder größer?

ÜBUNG *Dankesgeste an die Hände*

Wir arbeiten täglich mit unseren Händen – führen ganz profane Arbeiten aus, erledigen vieles nebenbei und oft unachtsam. In der energetischen Arbeit kommt es aber im besonderen Maße auf die Wahrnehmung über die Hände an. Mit dieser Übung können Sie ein engeres Verhältnis zu Ihren Händen entwickeln.

Setzen Sie sich für zwei bis drei Minuten bequem hin. Legen Sie die Hände entspannt in den Schoß. Die Handflächen zeigen nach oben. Betrachten Sie Ihre Hände. Was spiegelt sich hier wider aus Ihrem Leben und aus Ihrer Persönlichkeit? Sind es Hände, die körperliche Arbeit gewohnt sind? Junge oder alte Hände? Eher pragmatische oder hochfliegende Hände? Schnelle oder langsame? Was können diese Hände besonders gut? Was spüren diese Hände besonders gern? Menschen und Hautkontakt? Schöne Strukturen – Flächen, Stoffe? Pflanzen und Bäume? Tiere? Lieblingsgegenstände? Was halten diese Hände gern? Was können sie gut loslassen?

Bleiben Sie für einen Moment in diesen Gedanken und Empfindungen. Wie geht es Ihnen dabei? Vielleicht spüren Sie, wie Sie etwas freundlicher zu Ihren Händen werden. Wie fühlen sich die Hände jetzt an?

Vielleicht möchten Sie sich bei diesen Händen bedanken – für alles, was Sie mit ihnen tun und erfahren dürfen. Probieren Sie einige Dankessätze aus, bis sie wirklich für Sie stimmig sind.

ÜBUNG *Aktivierung der Handflächen*

Setzen Sie sich für zwei bis drei Minuten entspannt hin und schauen Sie auf eine Ihrer Handflächen. Wie fühlt sich diese Handfläche im Moment an? Stellen Sie sich einen schwarzen Punkt in der Mitte dieser Handfläche vor. Jetzt ziehen Sie gedanklich eine schwarze Linie vom Punkt in der Mitte bis zur Spitze des kleinen Fingers und zurück zur Mitte. Dann ziehen Sie eine schwarze Linie von der Mitte zur Spitze des Ringfingers und wieder zurück. Wiederholen Sie diese Schritte nacheinander mit allen anderen Fingern. Ändert sich das Gefühl in der Handfläche? Prickelt es auf einmal mehr? Wird es wärmer?

Sie haben nichts anderes getan, als Ihre Gedanken auf diese Hand zu fokussieren, und schon hat sich mit großer Wahrscheinlichkeit das Gefühl in dieser Hand verändert.

Übungen zur Stärkung der eigenen Energie

Wer andere Menschen energetisch versorgen möchte, sollte selbst immer reichlich Energie haben, auch wenn nichts von der eigenen Energie abgegeben wird. Aber ein hohes Energieniveau erleichtert das Erspüren und macht es leichter, den Energiefluss »anzuwerfen« und aufrechtzuerhalten. Ich zeige Ihnen hier verschiedene Übungen, die Sie dafür benutzen können. Natürlich müssen Sie nicht alle beschriebenen Übungen vor einer Behandlung durchführen. Wählen Sie einige aus, die Ihnen am besten gefallen. Es sollte aber mindestens eine energiestärkende und eine zentrierende Übung (diese folgen im Anschluss) dabei sein.

Die ersten Übungen können Sie allein durchführen. Später werden Sie einen Partner brauchen. Am besten jemanden, der auch lernen möchte und sich nicht nur behandeln lässt. So können Sie die Rollen wechseln, und Sie spüren selbst auch gleich die Wirkung einer Behandlung.

Wählen Sie einen ruhigen Ort, und sorgen Sie dafür, dass Sie hier nicht gestört werden. Es wäre gut, wenn Sie einen Zeitpunkt wählen, an dem Sie nicht sehr müde und erschöpft sind. Und Sie sollten natürlich keinen Alkohol getrunken oder sonstige Rauschmittel eingenommen haben.

ÜBUNG *Energie wecken*

Stellen Sie sich hin. Die Beine sind hüftbreit auseinander. Die Handflächen zeigen zum Boden – die Arme sind vor dem Körper. Heben Sie die Hände langsam bis zur Herzhöhe und atmen Sie dabei ein. Dann senken Sie die Hände wieder, die Handflächen zeigen weiterhin zum Boden. Atmen Sie dabei aus. Wiederholen Sie diese Übung zwanzig- bis dreißigmal. Diese Übung dauert vier bis fünf Minuten.

Die Übung können Sie auch etwas abwandeln: Sie atmen wie oben beschrieben ein und heben die Hände dabei bis zur Herzhöhe, dann gehen die Arme beim Ausatmen weit seitlich auseinander. Die Handflächen zeigen am Anfang zueinander, am Ende der Bewegung nach vorn. Anschließend gehen die Arme wieder zusammen, dabei atmen Sie ein. Beim Ausatmen gehen die Hände wieder nach unten, und die Handflächen zeigen dabei nach unten.

ÜBUNG *Energie schöpfen*

Stellen Sie sich in einer breiten Beinstellung hin. Mit den Armen machen Sie eine weite umschließende Bewegung nach unten bis zum Boden, so als würden Sie einen großen Ball vom Boden aufheben. Heben Sie den »Ball« nach oben – die Handflächen zeigen nach oben. In Brusthöhe drehen Sie zuerst die Handflächen nach unten und führen dann die Handrücken zusammen, sodass sie sich berühren. Machen Sie dann mit den Armen eine große Bewegung nach oben über den Kopf, so weit die Arme reichen. Danach gehen die Hände auseinander, die Arme werden weit zu den Seiten ausgestreckt und sinken an den Seiten wieder hinunter. Dann gehen die Arme wieder nach unten und greifen den »Ball«. Wiederholen Sie diese Übung zehn- bis fünfzehnmal, sie dauert drei bis vier Minuten.

ÜBUNG *Lichtsäule*

Die Übung dauert fünf bis sechs Minuten. Stellen Sie sich bequem, aber stabil hin und schließen Sie die Augen. Spüren Sie den Boden unter Ihren Füßen. Vielleicht bewegen Sie die Füße etwas, um noch besseren Bodenkontakt zu bekommen.

Stellen Sie sich vor, in einiger Entfernung vor Ihnen befindet sich ein dünner Vorhang, fast so etwas wie ein Schleier. Gehen Sie in Ihrer Vorstellung zu diesem Vorhang hin und streifen Sie ihn sanft zur Seite. Dahinter erscheinen weitere Schleierschichten vor Ihrem inneren Auge. Schieben Sie diese nacheinander zur Seite, bis Sie das Gefühl haben, es kommen keine weiteren Schleierschichten und Sie können jetzt ganz durchgehen. Lassen Sie sich die Zeit, die Sie dafür brauchen.

Jetzt sind Sie auf der anderen Seite. Was nehmen Sie hier wahr? Was ist hier anders? Stellen Sie sich vor, die Luft würde etwas »funkeln« – überall sind kleine Glitzerteile, so real, als könnten Sie sie anfassen.

Sie merken dann, dass es in diesem Raum eine Lichtsäule gibt, die groß genug ist, dass Sie sich mit Ihrem ganzen Körper in sie hineinstellen können. Gehen Sie bewusst in die Säule. Das Licht kommt von oben, aber auch von den Seiten und vom Boden. Wenn Sie in dieser Säule stehen, können Sie spüren, wie Sie von allen Seiten mit glitzerndem Licht versorgt werden. Genießen Sie dieses Gefühl, solange Sie möchten.

Danach gehen Sie zum nächsten Schritt über. Spüren Sie,

dass auch um Sie herum ein Lichtfeld ist. Fast so, als würden Sie Licht ausstrahlen. Beim Einatmen holen Sie das Licht aktiv in Ihren Körper hinein, und beim Ausatmen wird das Lichtfeld um Sie herum ein Stück größer. Immer größer - Atemzug für Atemzug. Machen Sie diese Übung, bis Sie das Gefühl haben, Ihr Lichtfeld ist groß und stabil.

Dann gehen Sie bewusst aus der Säule heraus und kehren in den alltäglichen Raum zurück. Wenn dabei das Gefühl der Lichtsäule noch sehr präsent ist, lassen Sie es im Alltag weiterwirken.

Die eigene Mitte finden – Übungen zur Zentrierung

Um andere Menschen energetisch wahrnehmen zu können, müssen wir ruhig, gelassen und in unserer Mitte sein. Äußere Einflüsse sollten uns nicht übermäßig stören. Alltagsgedanken dürfen und müssen so weit wie möglich in den Hintergrund rücken. In diesem Zustand machen wir uns »leer« und sind offen für alles, was die zu behandelnde Person gerade ausstrahlt, was sie uns über ihren Energiezustand mitteilt. Mit etwas Übung sind wir schon bei diesem ersten Schritt in einem Zustand der erweiterten Wahrnehmung. Das Zentriertsein sollte während der gesamten Behandlung aufrechterhalten werden.

Jeder hat eine besondere Vorliebe oder Neigung, wie man sich gut zentrieren und zur Ruhe kommen kann. Wer Erfahrung mit Meditationstechniken oder bestimmten Übungen hat (zum Beispiel aus dem Qigong), kann diese hier gut integrieren. Andere wiederholen ein Mantra oder ein für sie bedeutsames Wort, fokussieren sich auf einen Gegenstand, sprechen ein Gebet oder konzentrieren sich auf die Atmung, um in einen Zustand der Zentrierung zu kommen. Ich zeige hier zwei Möglichkeiten.

ÜBUNG *Bewusstes Atmen*

Stellen Sie sich hin und schließen Sie die Augen. Atmen Sie einige Male tief ein und aus. Konzentrieren Sie sich auf Ihren Bauchbereich. Atmen Sie jetzt einige Male bewusst »in den Bauch hinein«. Dann stellen Sie sich vor, wie in Ihrem Körper jedes Ausatmen vom Bauch aus nach oben strömt, sogar so weit, als könne die Atmung aus Ihrem Kopf hinausgehen und einen Punkt oberhalb Ihres Scheitels erreichen. Beim Einatmen strömt es von dort wieder in den Bauch und beim Ausatmen erneut zum Punkt oberhalb des Kopfes. Wiederholen Sie diese Atmung etwa zehnmal.

Dann ändern Sie die Richtung. Sie atmen in den Bauch ein, aber weit über die Füße aus, bis Sie in Ihrer Vorstellung einen Punkt unterhalb der Füße in der Erde erreichen. Dann atmen Sie wieder über die Füße in den Bauch ein und über die Füße wieder aus. Auch dies wiederholen Sie etwa zehnmal. Danach atmen Sie wieder normal.

Vielleicht fühlen Sie sich jetzt schon etwas ruhiger und entspannter?

Diese Übung, die zwei bis drei Minuten dauern sollte, eignet sich gut für die Zentrierung direkt vor einer Behandlung, da sie schnell und unauffällig durchgeführt werden kann.

ÜBUNG *Fokus und Weite*

Setzen Sie sich aufrecht auf einen Stuhl. Die Füße berühren den Boden. Bewegen Sie jetzt den linken Fuß über den rechten, sodass er auf dem Boden rechts vom rechten Fuß aufgestellt werden kann und Ihre Füße sich somit überkreuzen. Dann nehmen Sie die linke Hand rechts neben die rechte. Ihre Hände sind nun auch überkreuzt. Verschränken Sie die Hände – die Finger der beiden Hände greifen ineinander. Drehen Sie die Hände zum Körper hin, sodass sie sich gefaltet vor dem Herzen befinden. Bleiben Sie ein bis zwei Minuten in dieser Position – gern mit geschlossenen Augen. Dann lösen Sie die Position der Hände und Füße langsam.

Legen Sie jetzt die Handflächen zusammen in Augenhöhe und schauen Sie direkt auf die Handseiten vor Ihren Augen. Dann lösen Sie die Handflächen langsam voneinander und bewegen sie allmählich jeweils nach rechts und links. Versuchen Sie, so lange wie möglich Ihre Augen auf die Handseiten schauen zu lassen. Irgendwann machen die Augen nicht mehr mit, und der Fokus verschwimmt. In der Weite, die dann in Ihrer Wahrnehmung entsteht, kann sich ein neuer Fokus bilden.

Diese Übung dauert drei bis vier Minuten. Sie stärkt die Fähigkeit, sich auf einen Punkt zu konzentrieren, wirkt gleichzeitig aber auch beruhigend und entspannend. Sie sollte aber eher Teil des eigenen Übungsprogramms sein und eignet sich nicht so gut als Zentrierung direkt vor einer Behandlung.

Mit der eigenen Zentrierung haben Sie jetzt schon den ersten Schritt einer Therapeutic-Touch-Behandlung gemacht.

Der Körper spricht – Übungen zur Wahrnehmung des Energiefelds

Unser Körper ist von einem Energiefeld umgeben, das auch als »Aura« bekannt ist: Die Zellen im Körper strahlen Energie nach außen ab - weit über die Haut hinaus - und bilden ein eigenes Feld, sozusagen das Feld der persönlichen Ausstrahlung. Was hier genau geschieht und warum das so ist, werde ich später noch erläutern. An dieser Stelle geht es lediglich um die praktische Wahrnehmung. Dieses Energiefeld kann mit den Händen ertastet und gespürt werden. Die Unterschiede in der Qualität des Feldes sagen etwas über den aktuellen Zustand der Person und des Körpers aus. Eine kranke oder gestörte Körperstelle strahlt anders als eine gesunde und ausgeglichene.

Übrigens ist es möglich, das Energiefeld nicht nur mit den Händen zu ertasten, sondern auch mit den Augen zu sehen. Manche Menschen haben diese Begabung von Geburt an, andere können relativ leicht mit einer besonderen Technik das »Aurasehen« lernen.

ÜBUNG *Ertasten der Hand-Energiefelder*

Stellen Sie sich hin und reiben Sie Ihre Handflächen ein bis zwei Minuten kräftig gegeneinander. Breiten Sie danach Ihre Arme, so weit es geht, aus und lassen Sie die Handflächen in Herzhöhe vor Ihrem Körper in einer mittleren Geschwindigkeit von weit außen aufeinander zugehen, bis die Handflächen ganz zusammenkommen. Danach weiten Sie wieder Ihre Arme und lassen die Hände erneut aufeinander zugehen. Wiederholen Sie diese Bewegung fünfzehn- bis zwanzigmal.

Irgendwo auf dieser Bewegungsstrecke spüren Sie vielleicht eine kleine Veränderung: ein Prickeln in den Handflächen, einen Widerstand, Temperaturveränderungen, ein magnetisches Gefühl oder etwas ganz anderes. Wichtig ist nicht, *was* Sie genau spüren, sondern dass Sie irgendwo eine Veränderung wahrnehmen. Falls Sie etwas spüren, schließen Sie die Augen und wiederholen Sie die Bewegung noch einmal. Bleiben Sie an der gleichen Stelle »hängen«? Nehmen Sie noch einmal etwas Ähnliches wahr?

Dann haben Sie wahrscheinlich die Stelle erfasst, an der die Energiefelder der beiden Hände aufeinandertreffen. Denn jede Hand ist von einem eigenen Energiefeld umgeben. Wenn die Hände sich nähern, kommt irgendwann der Punkt, an dem beide Felder sich begegnen, und diese Stelle wird oft als Widerstand oder als Grenze empfunden.

Wenn Sie das Energiefeld um den Körper eines anderen Menschen mit einer Hand abtasten, entsteht eine ähnliche Wahrnehmung, wenn das Feld Ihrer Hand auf dasjenige des anderen Körpers trifft. Oft ist es circa 10 bis 15 Zentimeter vom Körper entfernt. Das Energiefeld hat darüber hinaus viele weitere wahrnehmbare Schichten, aber diese Schicht lässt sich in einer Anfangssituation besser erfassen.

Das Abtasten eines anderen Körpers entspricht dem zweiten Schritt einer Therapeutic-Touch-Behandlung. Das werden wir gleich ausprobieren. Lassen Sie uns aber vorher noch eine weitere Übung durchführen.

ÜBUNG *Erspüren einer Energiebegegnung*

Sie können auch ausprobieren, ob Sie das Energiefeld eines anderen Menschen wahrzunehmen vermögen. Beide stellen sich in einem Abstand von mehreren Metern gegenüber. Gehen Sie langsam auf die Person zu und halten Sie dabei eine Handfläche über ihre Herzregion, ohne jedoch den Körper zu berühren. Spüren Sie mit Ihrer Hand irgendwo auf dieser Strecke eine »Grenze«, einen Widerstand oder ein Prickeln wie in der vorherigen Übung? Führen Sie diesen Versuch mindestens zehnmal aus. Wiederholt sich das Ergebnis? Verändert es sich? Der Abstand dieser Grenze vom Körper der anderen Person ist individuell unterschiedlich und hängt stark ab von der momentanen körperlichen und seelischen Verfassung der Person. Er kann sich durchaus auch während der Übung verändern.

Die gleiche Übung kann man natürlich auch mit Fokus auf andere Körperregionen durchführen.

Was Sie bisher geübt haben, war, lediglich eine äußere Grenze des Energiefelds zu spüren. Bei einer Therapeutic-Touch-Behandlung wird das Energiefeld des gesamten Körpers auf diese Weise »abgetastet«. Mit etwas Übung erspürt man nicht nur die Grenze, sondern auch die Qualität und Beschaffenheit des Feldes. Wo prickelt es mehr, ist es heiß oder kalt, gibt es Erhebungen oder Vertiefungen im Feld, wo wirkt es dichter und kompakter, wo wieder luftig leicht? Strahlen beide Körperhälften gleich oder gibt es große Unterschiede? So bekommen Sie Informationen über den momentanen energetischen Zustand der anderen Person.

Die Feinheiten dieser Wahrnehmungen lassen sich leichter im persönlichen Kontakt mit einem Lehrer lernen, denn hier geht es um das Erspüren von zarten Schattierungen, die individuell sehr unterschiedlich wahrgenommen werden. Im persönlichen Unterricht kann man diese Wahrnehmung leichter besprechen und auch an verschiedenen Menschen vergleichen.

ÜBUNG *Das Energiefeld wahrnehmen*

Gehen wir jetzt zum zweiten Schritt einer Therapeutic-Touch-Behandlung, dem Erspüren und Ertasten des Energiefelds. Wie Sie das Feld grundsätzlich ertasten, haben Sie ja eben geübt. In einer Behandlungssituation wird der gesamte Körper auf diese Art und Weise abgetastet – in der Fachsprache spricht man auch von »abscannen«. In der Regel fängt man oben am Kopf an und benutzt beide Hände. Mit sanften, nicht zu langsamen, aber auch nicht zu schnellen Bewegungen gleiten die Hände von oben nach unten. Dabei kann man gut in Intervallen arbeiten, zum Beispiel erst nur die Kopfseiten und Schultern erspüren. Eventuell kann man etwas auch noch einmal wiederholen, wenn man eine Wahrnehmung überprüfen will. Dann erspürt man die Arme, den gesamten Oberkörper, den Bauch, das Becken, die Beine und die Füße. Es ist auch möglich, nur mit einer Hand zu »scannen«, eventuell auch erst die eine Seite und dann die andere Körperseite abzutasten. Machen Sie es so, wie Sie sich sicherer fühlen.

Die Handstellung ist weich, die Finger sind locker und etwas gelöst, aber nicht gespreizt. Falls Sie nur mit einer Hand arbeiten, spielt es keine Rolle, ob es die linke oder die rechte ist.

Wenn die Person sitzt, kann man sowohl die Vorder- als auch die Rückseite des Körpers ertasten. Liegt die Person auf dem Rücken, genügt es vollkommen, nur die Vorderseite abzuscannen.

Ob ein Patient sitzt oder liegt, entscheidet sich nach der Behandlungssituation. Die Position soll so bequem und entspannend wie möglich sein - nicht nur für den Patienten, sondern auch für den Behandler.

Was nehmen Sie wahr? Wo prickelt es mehr? Gibt es leichte Temperaturunterschiede? Eine besondere Dichte oder eine sogähnliche Wirkung? Gibt es Erhebungen und Vertiefungen im Feld? Sind die Körperseiten symmetrisch oder strahlt die eine Seite an bestimmten Stellen stärker als die andere?

Das Energiefeld harmonisieren und anregen

Um den dritten Behandlungsschritt einzuüben, können Sie zunächst ein kleines Experiment machen.

Ihr Partner setzt sich auf einen Stuhl mit dem Rücken zu Ihnen, und Sie erspüren die äußere Grenze seines Energiefelds auf der rechten Seite des Oberkörpers - so wie Sie es eben geübt haben. Dann streichen Sie wiederholt entlang dieser Grenze vom Schulterbereich den gesamten rechten Arm hinunter. Die Bewegungen sind gleichmäßig und ruhig.

Machen Sie dies zunächst nur an einem Arm. Der andere Arm wird gar nicht beachtet. Wenige Minuten genügen. Merkt Ihr Partner schon einen Unterschied in den Armen? Oft wird der so behandelte Arm als wärmer, belebter und entspannter wahrgenommen. Wer mag, kann sich danach natürlich auch den anderen Arm vornehmen. Wichtig ist nur, zuerst den Unterschied der beiden Arme gespürt zu haben.

In einer Behandlung wird auf ähnliche Weise das Energiefeld am ganzen Körper ausgestrichen. Man beginnt in der Regel am Kopf und streicht die Energie an beiden Seiten des Körpers parallel in mehreren Schritten und mit mehreren Wiederholungen nach unten über die Füße hinaus. Eventuell kann die Bewegung auch leicht nach außen gehen. Die Handstellung ist weich, und die Hände machen gleitende, harmonische Bewegungen.

Eine kleine Hilfe, um es sich etwas bildlicher zu machen: Wenn Sie sich vorstellen, das Energiefeld bestünde aus Badeschaum, müssten die Bewegung und die Geschwindigkeit so sein, dass der Badeschaum sanft bearbeitet werden kann. Wenn ich hier zu schnell und »zackig« vorgehe, schneide ich quer durch den Badeschaum, ohne ihn bewegen zu können. Wenn ich aber zu langsam und zögerlich bin, platzen die Schaumbläschen. Irgendwo dazwischen liegt die richtige Geschwindigkeit.

Beachten Sie hier den Unterschied zum Abtasten im zweiten Schritt, denn die Bewegungen sehen ähnlich aus. Beim Abtasten will ich Informationen aufnehmen – ich gebe nichts hinein und bewege nichts. Beim Ausstreichen des Energiefelds in diesem dritten Schritt fange ich bereits an, das Feld zu bearbeiten.

Hier wird das Energiefeld aktiviert, es kommt mehr Bewegung ins Spiel, erste Energie wird hinzugefügt, und einige kleine Unregelmäßigkeiten oder Blockaden im Energiefeld werden gleich entfernt. In der Regel nimmt die behandelte Person jetzt schon eine entspannende oder lösende Wirkung wahr.

Übungen zur Energieübertragung

Zum dritten Behandlungsschritt gehört auch die gezielte Energieübertragung. Das Ausstreichen und das Energiegeben fließen oft ineinander über, sodass die einzelnen Schritte nicht immer auseinandergehalten werden können.

ÜBUNG *Energieübertragung über den Oberkörper*

Der Übungspartner setzt sich auf einen Stuhl. Stellen Sie sich hinter Ihren Partner und zentrieren Sie sich. Atmen Sie einige Male tief ein und aus. Berühren Sie Ihren Partner zum Beispiel an den Schultern.

Stellen Sie sich vor, dass beim Einatmen Energie von der Erde über Ihre Fußsohlen in Ihren Körper hineinfließen kann. Die Energie fließt durch Ihren Körper, und beim Ausatmen fließt sie gleichmäßig über Ihre Arme und Hände in den Körper Ihres Partners.

Wiederholen Sie diesen Ablauf viele Male. Lassen Sie die Energie circa fünf Minuten lang strömen. Wie geht es Ihrem Partner danach? Hat er etwas gespürt?

Wenn es Ihnen schwerfällt, sich auf die Atmung zu fokussieren, können Sie sich stattdessen auf ein Gefühl der Liebe konzentrieren. Und dann lassen Sie das Gefühl einer zwischenmenschlichen Liebe für diesen Moment zu der anderen Person hinüberströmen.

Wichtig: Diese Übung ist nur für den Anfang gedacht. Später werden Sie Energie nicht im Atemrhythmus geben. Sobald Sie gelernt haben, Energie zu übertragen, wird sie ganz von allein fließen. Bei fortgeschritteneren Behandlungsvarianten wird es auch nicht möglich sein, einen bestimmten Atemrhythmus einzuhalten.

ÜBUNG *Energieübertragung durch die Hände*

Sie können mit einem Partner auch Folgendes ausprobieren: Setzen Sie sich gegenüber, sodass Ihre Hände sich berühren können. Nehmen Sie Ihre eigenen Hände und Ihre Schultern wahr. Eine Person hält die Handflächen nach oben, und die andere legt ihre Hände dort hinein. Vereinbaren Sie jetzt, dass beide nur aus der rechten Hand Energie hinaussenden, sodass ein kleiner Kreislauf entsteht. Von der ersten Person über die rechte Hand in die linke Hand und den Arm der zweiten Person und vom Körper der zweiten Person aus ihrem rechten Arm und ihrer rechten Hand in die linke Hand und den linken Arm der ersten Person hinein. Vielleicht können Sie diesen Energiekreislauf sogar wahrnehmen? Die Schultern bilden sozusagen die Brücke zwischen den Armen. Ändert sich das Gefühl in den Schultern? Wie fühlen sich die Hände an? Wie nehmen Sie die andere Person wahr?

ÜBUNG *Mit der Quelle verbunden bleiben*

In dieser Phase der Arbeit ist besonders darauf zu achten, dass Sie jederzeit mit dem Zustrom an Energie von außen verbunden bleiben. Dazu gehört die Vorstellung einer Quelle – nennen Sie es »Universum«, »Erde«, »höhere Mächte« oder was auch immer zu Ihrem Weltbild passt – und ganz viel Gelassenheit.

Die Gelassenheit stellt sich natürlich nicht automatisch gleich am Anfang ein. Sie lernen ja gerade etwas Neues, und da strengt man sich oft etwas an. Aber üben Sie, immer gelassener zu werden. Denn sobald Sie sich zu sehr anstrengen, gehen Sie aus dem Energiefluss heraus und beginnen, von Ihrer eigenen Energie zu geben. Das werden Sie daran merken, dass Sie selbst nach einer Behandlung müde und erschöpft sind, was nicht der Fall sein darf.

Ich verwende immer gern innere Bilder, um in diesem Fluss zu bleiben:

- Stellen Sie sich vor, unter einem sanften Wasserfall in einer wunderschönen Landschaft zu stehen. Es ist eher ein Herunterrieseln als ein mächtiges Dröhnen. Das Wasser trifft sanft auf Ihren Kopf und fließt weich am Körper hinunter - und der Fluss von oben hört nie auf. Sie können das Bild sogar verstärken, indem Sie sich vorstellen, dass das Wasser voller Licht ist und wunderschön glitzert.
- Stellen Sie sich vor, in einem Flussbett zu stehen. Sie spüren den Sandboden unter Ihren Füßen. Der Fluss fließt sanft an Ihnen vorbei. Lassen Sie den Fluss Sie mit allem versorgen, was Sie gerade brauchen - Kraft, Energie, Gelassenheit oder Ruhe -, und was Sie nicht brauchen, darf einfach weiter an Ihnen vorbeifließen.

Wählen Sie eine Übung oder ein Bild, das leicht gelingt, und lassen Sie sich davon unterstützen.

Sie legen jetzt die Hände auf eine der Körperstellen, die Sie heute als sehr unharmonisch oder als besonders bedürftig empfunden haben. Wenn Sie im letzten Schritt noch nicht so viel im Energiefeld wahrnehmen konnten, kann es dennoch sein, dass die Hände »wissen«, wo sie heute hinsollen. Oft legen wir die Hand spontan irgendwohin, ohne darüber nachzudenken, ob es jetzt die richtige Stelle ist, und meist ist das goldrichtig.

Jetzt leiten Sie gezielt Energie in bestimmte Körperbereiche hinein – wie zum Beispiel in Übung 1 beschrieben (siehe Übung 1 unter Übung »Energie entfernen«). Welche Stellen es sind, hängt davon ab, was beim Spüren des Energiefelds wahrgenommen wurde. Sie geben so lange Energie, bis Sie das Gefühl bekommen: Jetzt reicht es. Dann wechseln Sie zu einer anderen unharmonischen Stelle und wiederholen dort alles, und zwar so lange, bis die bedürftigen Stellen alle versorgt worden sind oder Sie zum Ende kommen wollen. Es ist selten möglich, alle Problemstellen in einer Sitzung zu bearbeiten.

An dieser Stelle muss noch einmal darauf hingewiesen werden, dass vor allem die amerikanischen Anwender großen Wert darauf legen, dass die Hände beim Energiegeben im Energiefeld bleiben und der Körper nicht berührt wird. Diese Art der Behandlung hat sich in Europa meist nicht durchgesetzt. Hier wollen die Menschen fast immer körperlich berührt werden. Beide Behandlungstechniken sind aber möglich.

Das Energiefeld erneut erspüren und die Behandlung abschließen

Als letzten Schritt scannen Sie noch einmal das Energiefeld ab und prüfen, ob und wie stark sich etwas geändert hat. Machen Sie sich Notizen, was besser geworden ist und was bei der nächsten Behandlung unbedingt berücksichtigt werden sollte.

Abschließend ist es für den Behandelten sehr angenehm, wenn Sie den Körper ab den Hüften durch eine feste körperliche Berührung abwärts über die Füße ausstreichen. Dies hat eine erdende und aktivierende Wirkung und kann als Signal für das »Zurückkommen« aus einer tiefen Entspannung vermittelt werden.

Gerade am Anfang sollte die gesamte Behandlung nicht zu lange dauern. Circa 20 Minuten für alle Schritte sind genug. Später kann diese Dauer erhöht werden – dann sollten Sie aber schon geübt sein und gut mit eventuellen Reaktionen auf eine tiefer greifende Behandlung umgehen können.

Was kann man zusätzlich mit Energie tun?

Wenn Sie schon etwas Zeit damit verbracht haben, erste Erfahrungen mit der Energieübertragung zu sammeln und sich darin recht sicher fühlen, können wir etwas weitergehen. In den folgenden Schritten lernen Sie, wie der Energiefluss gezielt gelenkt und die Energie neu geordnet werden kann, wie Blockaden gelöst werden, Energie weggenommen oder neutral gehalten werden kann.

ÜBUNG *Energie zielgerichtet lenken*

Manchmal ist genügend Energie im Körper vorhanden, aber nicht sinnvoll verteilt. An einigen Stellen gibt es vielleicht reichlich oder sogar zu viel Energie, an anderen Stellen wiederum ist eher ein Mangel feststellbar. Im Abschnitt »Das Energiefeld harmonisieren und anregen« haben Sie schon erste Möglichkeiten kennengelernt, die Energie durch Glätten des Energiefelds neu zu verteilen. Aber Sie können noch etwas anderes tun. Die Energie kann zielgerichtet von einer Stelle zu einer anderen gelenkt werden.

Legen Sie eine Hand auf einen Oberschenkel kurz oberhalb des Knies des Übungspartners. Die andere Hand legen Sie auf den Fuß. Schicken Sie jetzt die Energie gezielt von der einen Hand am Knie zu der anderen Hand am Fuß. Immer nur in diese eine Richtung – von einer Hand zur anderen Hand und nicht zurück. Die Hand am Fuß hat lediglich eine empfangende Rolle. Vielleicht spüren Sie nach einer Weile ein besonderes Kribbeln in der Hand, die sich am Fuß befindet, wenn die Energie dort ankommt, vielleicht auch noch nicht. Schicken Sie dennoch ununterbrochen Energie in den Fuß, bis Sie das Gefühl haben, es hat sich etwas im Fuß verändert.

Wichtig ist dabei, sich während der Dauer zu fokussieren und die Richtung des Energieflusses nicht zu verlieren. Sollten die Gedanken abschweifen, kehren Sie immer wieder zum Fokus zurück.

Diese Art Energielenkung kann natürlich an jeder beliebigen Stelle des Körpers durchgeführt werden. In der Regel braucht man für diese zielgerichtete Energielenkung relativ wenig Zeit, meist nur wenige Minuten.

ÜBUNG *Blockaden auflösen*

Manchmal ist es nicht so, dass Energie fehlt, sondern eine Blockade im Körper verhindert, dass die Energie richtig fließt und dorthin gelangt, wo sie benötigt wird. Energieblockaden findet man überall im Körper, häufig aber in den Leisten, an den Knien, im Hals und an der Wirbelsäule. Eine energetische Blockade, die über lange Zeit andauert, kann die Grundlage für die Entstehung einer Krankheit bilden.

Wie erspürt man eine Blockade?
Wenn Sie das Energiefeld abscannen oder abtasten, werden Sie an blockierten Stellen so etwas wie kleine Knubbel, knotenartige Gebilde oder energetische Verhärtungen wahrnehmen. Manchmal auch lediglich ein Gefühl von Unterbrechungen im Energiefluss. Oder wenn Sie die Energie wie in der vorherigen Übung von einer Stelle zu einer anderen schicken, werden Sie gelegentlich feststellen, dass Sie nicht so gut durchkommen, dass die Energie an einer bestimmten Stelle hängen zu bleiben scheint oder etwas »hakt«.

Wie löst man eine Blockade auf?
Erste Möglichkeiten für die Auflösung von kleineren Blockaden sind im Abschnitt »Das Energiefeld harmonisieren und anregen« (s. S. 43)beschrieben. Zusätzlich können Sie die Energie von zwei umliegenden Körperstellen nahe der Blockade hin und her fließen lassen. Wenn Sie zum Beispiel im Oberarm eine Blockade festgestellt haben, können Sie Ihre Hände an zwei beliebige Stellen oberhalb und unterhalb der Blockade legen und eine Verbindung zwischen beiden Händen herstellen. Es ist am Anfang hilfreich, sich einen Energiekanal zwischen den Händen vorzustellen und dann mit dem Strömen der Energie erst von einer Hand zur anderen Hand zu beginnen, anschließend wieder in die andere Richtung.

Der Unterschied zu »Energie zielgerichtet lenken« ist, dass Sie die Energie hier nicht nur in eine Richtung, sondern hin und her schicken.

Durch das sanfte Strömen der Energie an diesen Stellen können sich die Blockaden auflösen. Manchmal braucht es aber mehr Nachdruck. Dann ist es eine Hilfe, in innere Bilder zu gehen und sich vorzustellen, man würde ein Rohr durchputzen wollen oder einen starken Wasserstrahl hindurchschicken. Wenn es sehr hartnäckig ist, kann man vielleicht auch imaginieren, Gestein wegsprengen zu wollen.

ÜBUNG *Energie neu gestalten*

Energie kann auch einen anderen Zustand oder eine neue Qualität bekommen, indem etwas hinzugefügt oder neu geformt wird. Beispielsweise indem die Energie mehr Raum einnehmen kann, eine andere Farbe oder Form bekommt. Wenn man das Gefühl hat, die Energie sei an einer Stelle zu grau oder zu dunkel, kann Licht und Helligkeit hinzugefügt werden. Vielleicht haben Sie auch das Bedürfnis, in Ihrer Vorstellung eine besondere Farbe zu ergänzen. Andere Energiequalitäten wie zum Beispiel die von bestimmten Heilpflanzen können ebenfalls infrage kommen, wenn Sie etwas mehr Erfahrung gewonnen haben. Solange Sie noch üben und nicht wirklich sicher wissen, was Sie tatsächlich schon können, stellen Sie sich dies alles erst einmal nur vor. Sie werden staunen, dass es dennoch etwas bewirkt.

ÜBUNG *Energie entfernen*

Wenn zu viel Energie vorliegt, ist es manchmal sinnvoll, die Energie zu reduzieren. Dies ist zum Beispiel der Fall, wenn eine

Entzündung vorliegt, was ja eher eine überschießende Reaktion des Körpers ist. Manchmal aber auch, wenn man das Gefühl hat, dass hier etwas vorhanden ist, was nicht dorthin gehört oder was sich sehr ungut anfühlt. Dieser Umstand kommt verhältnismäßig selten vor, und die Maßnahme dauert immer nur sehr kurz.

Übung 1

Wenn man Energie entziehen möchte, muss man die umgekehrte Richtung herstellen: Die Energie fließt also nicht aus unseren Händen, sondern die Hände nehmen die Energie auf. Eine Möglichkeit ist, ein Vakuum in den Händen und Unterarmen zu imaginieren, sodass die Energie vom Körper des Klienten gleichsam in dieses Vakuum hineingezogen wird. Damit man den eigenen Körper nicht damit belastet, kann man sich des Weiteren vorstellen, die Energie flösse an den Ellenbogen wieder ab. Die eigenen Unterarme sind also lediglich Hilfskonstrukte zur Entfernung und Ausleitung der Energie. Vielleicht ist es hilfreich, sich das Bild auszumalen, dass es so ähnlich funktioniert wie das Aufziehen einer Spritze, nur dass der »Spritzeninhalt« am anderen Ende (Ellenbogen) wieder hinausläuft.

Übung 2

Man kann aber auch Energie entfernen, indem man die überschießende Energie mit den Händen im Energiefeld erspürt, sie energetisch »umschließt« und durch sanfte, vom Körper wegstreichende Bewegungen nach außen wegleitet.

Wie man erkennt, wann man welche Schritte machen soll

Was liegt denn nun genau vor, ist hier eine Blockade vorhanden oder soll man besser Energie wegnehmen? Die genauen Unterschiede zu erspüren bedarf viel Übung. Und sie lassen sich nur bedingt aus der Lektüre eines Buches erlernen, da jede behandelnde Person etwas anderes spürt und jede behandelte Person etwas anderes ausstrahlt. Es kann kein feststehender Katalog der »Zeichen« erstellt werden. Hier empfehle ich dringend das persönliche Lernen mit einem Lehrer, damit das konkrete Erspüren getestet und im Einzelfall besprochen werden kann.

ÜBUNG *Die Energie halten*

In bestimmten Situationen – zum Beispiel wenn im Laufe einer Behandlung schon viel in Bewegung geraten ist – kann es empfehlenswert sein, eine Weile nichts mehr zu gestalten oder neu hinzuzufügen, sondern lediglich den energetischen Raum zu unterstützen, in dem sich jetzt die innere Entwicklung entfalten und stabilisieren mag. Das kann erfolgen, indem der Behandler einen energetischen Raum im Feld erspürt und mit den Händen umrahmt.

Ich persönlich mache diesen Schritt gern am Kopf. In der Regel empfindet der Klient diese Phase als besonders entspannend, klärend und raumerweiternd. Ich empfehle diesen Schritt (fast) immer als Abschluss einer tief greifenden Behandlung.

Wenn sich die Behandlung dem Ende nähert, entscheiden Sie sich für den Körperbereich, an dem Sie heute den Energieraum halten möchten. Wenn es der Kopf ist, legen Sie Ihre Hände in circa 15 Zentimeter Abstand um den Kopf. Sie erspüren die Energie, die dort fließt, tun aber nichts mehr aktiv, geben also keine Energie hinzu oder nehmen sie weg. Sie umgreifen lediglich den Energieraum in einer sanften, schützenden und stärkenden Geste. In diesem Raum darf jetzt etwas Neues stattfinden, sich neu formen, und alles, was angeregt wurde, darf einen passenden Platz finden und zur Ruhe kommen.

Nur wenige Minuten sind hierfür nötig. Danach ziehen Sie Ihre Hände langsam zurück und lassen den Klienten noch kurz allein ruhen.

In der Regel besteht eine Behandlung aus einer kontinuierlichen Mischung aus allen bisher genannten Anwendungsvarianten. Mal wird etwas Energie hinzugefügt, mal Energie woandershin gelenkt oder verändert, an anderer Stelle vielleicht eher weggenommen und oft am Ende nur gehalten. Betrachten Sie diese Varianten wie Bewegungsabläufe eines freien Tanzes – spielerisch und leicht. Nach etwas Übung werden Sie gar nicht mehr darüber nachdenken, welchen Schritt Sie gerade tun.

Intention

Bei allen oben stehenden Varianten verfolgen wir durchaus eine bestimmte Absicht, das heißt, wir geben eine bestimmte Richtung für die jeweils gewünschte Veränderung an, ohne das Ergebnis festzulegen. Sollten wir mal den Fehler machen, das gewünschte Ergebnis zu genau zu definieren, sind wir zu sehr in unseren eigenen Vorstellungen behaftet und geben dem Klienten nicht die Möglichkeit, das Tempo und die Art der Veränderung selbst zu gestalten.

Zur Intention gehört auch die Vorstellung von Farben, Formen oder besonderen Zuständen, auch von bestimmten Gefühlszuständen. Wir können die Energiestrukturen beruhigen und beleben, weiten und eingrenzen, Leichtigkeit und Halt geben. Es gibt keine Grenzen der Gestaltungsmöglichkeiten.

Die energetische Wirkung von Farben

»Bisweilen stelle ich mir die Farben als lebendige Gedanken vor«, soll der Maler Paul Cézanne einmal gesagt haben. Dass Gedanken unsere Gefühle und unseren körperlichen Zustand verändern können, haben Sie gewiss schon am eigenen Körper erfahren. Eine Farbe ist nämlich – wie ein Gefühl oder ein Gedanke auch – eine besondere Frequenz. So wie Energiezustände unterschiedliche Schwingungen haben.

Somit können wir Farbvorstellungen zu Hilfe nehmen, wenn wir in Behandlungen eine bestimmte Wirkung erzielen wollen. In der Therapeutic-Touch-Arbeit nach Krieger und Kunz wird immer wieder auch gezielt mit Farbvorstellungen gearbeitet. Ob es auch für Sie sinnvoll ist, entscheiden Sie am besten selbst. Manche Menschen finden es hilfreich, Farbvorstellungen in die Behandlungen hineinzunehmen, andere können sich nicht so leicht darauf konzentrieren, sondern benutzen lieber andere Möglichkeiten der Intention.

Wenn man mit Farben arbeiten möchte, ist es viel wichtiger, in sich hineinzuspüren, was gerade diese Farbe für *Sie* bedeutet, als nach allgemeinen Farbwirkungen zu gehen. Denn Sie senden den Zustand, den die Farbe in Ihnen hervorruft. »We send, what we are«, sagte Dora Kunz. Wenn ich also Blau nicht mag, ist es unsinnig, Blau zur Beruhigung geben zu wollen.

Mit etwas Übung ist es sogar sinnvoller, gar nicht nach Farbzuordnungen zu gehen, sondern abzuwarten, bis ein Farbimpuls während einer Behandlung kommt. Und dann genau mit dieser Farbe weiterzuarbeiten, ohne darüber nachzudenken, welche Wirkung diese Farbe »dem Lehrbuch« zufolge haben könnte.

Bei der hier angebotenen Beschreibung von Farben und möglichen Wirkungen ist es wichtig zu wissen, dass die Töne natürlich die unterschiedlichsten Nuancierungen haben können. Himmelblau ist nicht gleich Dunkelblau. Ein leichtes Hellgrün ist nicht dasselbe wie ein schweres Dunkelgrün. So sollten Sie eher selbst mit den verschiedenen Farbzuständen experimentieren und prüfen, welcher Zustand welche Farbvariante in Ihnen hervorruft. Verstehen Sie diese Farbzuordnungen und eventuelle Anwendungsgebiete also lediglich als Anregung für eigene Erfahrungen.

Um eine bestimmte Farbe zu senden, stellen Sie sich vor, Sie würden ganz in diese Farbe hineintauchen, die Farbe mit allen Poren aufsaugen. Spüren Sie zuerst, was diese Farbe in Ihnen bewegt und bewirkt. Dann geben Sie diesen neuen Zustand bewusst über Ihre Hände an den Klienten ab.

Farben und ihre Wirkungen

Rot

Rot ist eine sehr kraftvolle Farbe, die Elan und Vitalität geben kann. Sie kann uns aber auch schnell körperlich überfordern, denn sie fordert uns heraus. Es ist eine stark pulsierende Farbe, sie steht für Wärme und Feuer.

In Behandlungen wird sie meist nur kurz eingesetzt, um einen »Kick« zu geben, damit ein neuer Prozess eingeleitet werden kann, um etwas in Bewegung zu bringen oder etwas zu durchbrechen. Zu viel Rot kann auch aggressiv machen oder Angst auslösen. Rot sollte – wenn überhaupt – bei sehr kranken Menschen nur sehr kurz gegeben werden oder sogar eher in einem gedämpften Rosa.

Gleichzeitig ist Rot aber auch erdend und bringt uns in die Materie. Manchmal ist sie sinnvoll bei Menschen, die Mühe haben, sich der Realität zu stellen, oder solchen, die »auf die Füße« gestellt werden müssen.

Orange

Auch Orange steht für Vitalität, ist jedoch nicht ganz so kräftig wie Rot. Es ist eine nährende und wärmende, aber auch eine anregende Farbe, die mit Neubeginn und Aufbruch verbunden wird. Orange bringt Bewegung ins Spiel. Deshalb ist es sinnvoll, mit Orange zu behandeln, wenn etwas stagniert. Dabei ist die Energie von Orange zielgerichteter als Rot.

Gelb

Ein kühles Gelb wie von einer Zitrone ist stimulierend und anregend. Hiervon sollte man eher wenig geben, denn die Farbe kann über längere Zeit sehr anstrengend sein und stark herausfordern. Das Denk- und Konzentrationsvermögen wird von dieser Farbe unterstützt. Sie bringt Klarheit und Ordnung.

Ein wärmeres Goldgelb wirkt eher entspannend und öffnend. In diesem Farbton kann länger gearbeitet werden.

Grün

Grün ist eine der wichtigsten Heilfarben. Sie beruhigt und harmonisiert. Nicht von ungefähr wird sie dem Herzzentrum zugeordnet. Mit dieser Farbe wird das Gefühl vermittelt, dass der aktuelle Zustand für den Moment so sein darf, wie er ist. Auch die Person darf so bleiben, wie sie gerade ist. Mit Grün wird Zuwendung in Form von Akzeptanz, Toleranz und Anerkennung gegeben – für sich selbst und für andere. Mit Grün kann man etwas annehmen und integrieren. Hier wird nicht länger mit etwas gehadert. Und wenn man nicht länger gegen etwas kämpft, darf Hoffnung entstehen.

Bei schweren Krankheiten oder in Notsituationen signalisiert Grün, dass alles für den Moment gut ist: Jetzt wird erst mal nur gestärkt und gehalten, später schauen wir weiter. Grün ist immer richtig als »Erste Hilfe«, wenn man noch nicht klären konnte, was des Weiteren zu tun wäre.

Grün legt sich wie eine sanfte Decke über alles, was schwierig ist oder geheilt werden soll. Mit Grün kann man sich erholen. Hier kommt man zur Ruhe, aber es ist eine stärkende Ruhe. So wie ein Spaziergang in der Natur meist eine besänftigende und kraftspendende Wirkung hat. Grün gibt Halt, doch es ist ein offenes, nicht einschränkendes Halten. Im Grün wird man getragen und genährt. Und aus Grün darf Wachstum entstehen.

Blau

Blau ist die Farbe des Halschakras (fünftes Chakra; siehe auch das Kapitel über die Chakren). Hier geht es um alles, was Ausdruck finden möchte, was entstehen und Form annehmen will.

Blau ist eine wichtige Farbe, wenn Verwirrung herrscht und Klarheit benötigt wird - wenn die Gedanken zu sehr kreisen und nicht zur Ruhe kommen können. Sie ist darüber hinaus gut, wenn etwas ausgesprochen werden soll.

Mit Blau wird auch gehalten, aber mit mehr Struktur und einer größeren Klarheit und Abgrenzung als mit Grün. Blau bringt etwas auf den Punkt und schafft Stabilität. Diese Farbe kann ebenso gut die Richtung eines Weges zeigen, sie wird hilfreich sein bei Entscheidungen und später auch bei der Umsetzung.

Blau kann eine kühlende Wirkung haben, aber nur, wenn man eine eher kühle Variante benutzt. Die Farbe ist ebenso beruhigend wie Grün, aber mehr dämpfend: Hitze dämpfend, Schmerzen dämpfend.

Ein tieferes Blau vermittelt eher die Sehnsucht nach Transzendenz - man begibt sich in die Tiefe, nach innen. Hier kann es um eine sehr tiefe, stille Wahrheit gehen.

Blau vermittelt ein starkes Gefühl von Heilung und Schutz.

Violett

Diese Farbe kann die Intuition fördern und neue Klarheit geben. Es ist die Farbe der Transformation mit einer hohen spirituellen Schwingung. Violett kann das Bewusstsein erweitern. Die Farbe ist manchmal hilfreich im Sterbeprozess wie auch in allen anderen großen Übergängen des Lebens.

Violett kann helfen, wenn etwas sehr »verbacken« oder verkrustet ist, wenn nichts mehr durchkommt. Das betrifft sowohl die körperliche als auch die seelische Ebene.

Bei der Anwendung von Violett sollte man besonders gut prüfen, ob diese Farbe wirklich die richtige für die aktuelle Situation ist.

Weiß

Mit Weiß kann man weniger zielgerichtet arbeiten. Hier geht es nicht länger um den eigenen Wunsch oder Willen. Hier geht es eher darum, etwas zu öffnen. Auch sich selbst für etwas zu öffnen, ohne ein bestimmtes Ziel vor Augen zu haben. Was hier geschieht, spielt sich eher auf der nonverbalen Ebene ab. Hier kann eine große Klärung und Heilung stattfinden. Weiß steht für die Verbindung zu den höheren Bewusstseinsebenen und hat einen großen spirituellen Anteil.

Rosa

Bei dieser Farbe geht es auch um Liebe, aber um eine höhere, universellere Form der Liebe als die Akzeptanz und Zuwendung, die man mit Grün verbindet.

Es ist eine sanft heilende Farbe, die oft in Kombination mit Gold benutzt wird.

Gold

Gold ist eine große Heilfarbe und aktiviert die Selbstheilungskräfte auf einer höheren Ebene. Sie hat eine harmonisierende Wirkung, gibt Kraft und schützt gleichzeitig.

Diese Farbe ist sinnvoll bei seelischer Entkräftung, die eventuell auch zu einem Burn-out geführt hat. Hier wird auf einem höheren Niveau eine schützende Hülle vermittelt. Mit

Gold kommt die Kraft von einer Quelle, auf die man sonst keinen Zugriff hat.

Gold kann anregen. Wenn etwas sehr festsitzt, kann Gold kurz und eher sanft hinzugegeben werden – um etwas durchzuspülen und zu lösen.

Eine Behandlung mit Gold ist oft sinnvoll in der Kombination mit Weiß oder Rosa.

Silber

Silber wird oft mit Inspiration verbunden. Die Farbe schafft eine kurze, aber sehr intensive Verbindung zu Quellen außerhalb der eigenen Person. Sie sollte nur sehr kurz angewendet werden.

DAS LICHT IN UNSEREN ZELLEN – ENERGIE ALS INFORMATIONSTRÄGER

Die Methode des Therapeutic Touch gelingt durch die Lenkung der Energie, die im ganzen Universum präsent ist und ohne die wir nicht leben können. Aber was ist diese Energie genau und was macht sie mit unserem Körper?

Die Zellen aller Lebewesen strahlen Licht aus. Photonen sind die kleinste Einheit des Lichts. Und Licht ist Energie – jedoch auch Information. Der international bekannte Biophysiker Prof. Dr. Fritz-Albert Popp hat diese Lichteinheiten »Biophotonen« genannt, um deutlich zu machen, dass es sich hier zwar um ein »gewöhnliches« elektromagnetisches Licht handelt, dieses aber sehr wichtige biologische Funktionen erfüllt.

Das Licht, das unsere Zellen ausstrahlen, ist sehr schwach – sogar mehr als tausendmal schwächer als das gewöhnliche Tageslicht. Das entspricht der Helligkeit einer Kerze, die man sich aus 20 Kilometern Entfernung anschaut. Und dennoch ist es messbar. Professor Popp hat zusammen mit seinem Team im ehemaligen International Institute of Biophysics in Neuss einen Restlichtverstärker entwickelt, mit dem diese elektromagnetische Lichtstrahlung zum ersten Mal sogar sichtbar gemacht werden konnte.

In einer einzelnen Körperzelle finden pro Sekunde 100 000 chemische Reaktionen statt. Da der Mensch ungefähr eine

Billion Zellen hat, bedeutet es, dass der Körper eine für uns fast unvorstellbar große Anzahl Reaktionen pro Sekunde bewältigen muss. Damit diese vielen Reaktionen nicht zu einem vollkommen chaotischen Zustand im Körper führen, muss man davon ausgehen, dass sie in irgendeiner Weise gesteuert werden.

Aber wie? Professor Popp sagt, dass diese Steuerung durch die Biophotonen stattfindet, also durch Licht. Licht als Informationsträger: So könnte es erklärbar sein, dass ein Organ Lichtstrahlung empfängt und damit gleichzeitig genau die richtigen Informationen für das betreffende Organ bekommt. Folglich weiß jedes Organ, jede Zelle, was genau zu tun ist, und macht nicht einfach irgendetwas, was den Körper womöglich schädigen könnte. Wenn diese Steuerung durch Photonen nicht vorhanden wäre, so Popp, würden wir auseinanderfallen wie Zellbrei. Denn die Biophotonen strahlen »kohärent und interferenzfähig«, wie Physiker es nennen. Dadurch ist das Licht in der Lage, Information zu übertragen und somit Ordnung zu schaffen. Dagegen kann nicht geordnetes Licht (wie zum Beispiel von einer Glühbirne) keine Information übertragen.

Wahrscheinlich übernehmen die Biophotonen die Steuerungsfunktionen nicht nur innerhalb, sondern auch zwischen den verschiedenen Zellen. Möglicherweise wird der gesamte lebende Organismus von einem solchen kohärenten Biophotonenfeld durchdrungen.

Es kann sein, dass dieses Biophotonenfeld die höchste und auch feinste Ebene einer Regulations- und Steuerungshierarchie unseres Körpers ist. Denn es ist sensibler und schneller als das biochemische System und damit noch aufnahmefähiger für ganz feine innere und äußere Einflüsse.

Professor Popp und seine Mitarbeiter haben diese Lichtkommunikation in vielen Versuchsreihen nachgewiesen. Zum Beispiel wurden zwei Gläser mit Wasser gefüllt und nebeneinandergestellt. In jedes Glas wurde ein Tropfen Blut hineingegeben. Nur in eines der Gläser applizierte man aber zusätzlich einen Krankheitserreger. Im Glas mit dem »infizierten« Blut entwickelten sich schnell Abwehrstoffe gegen den Erreger. Aber interessanterweise geschah dasselbe auch im anderen Glas. Hat der nicht infizierte Blutstropfen also eine Krankheitswarnung über ein Lichtsignal bekommen?

Man hat dann das Experiment wiederholt: wieder zwei Gläser Wasser mit je einem Blutstropfen und einem Erreger in nur einem der Gläser. Aber diesmal befand sich eine lichtundurchlässige Scheibe zwischen den beiden Gläsern. Und siehe da – der nicht infizierte Blutstropfen produzierte keine Abwehrstoffe.

Professor Popp entwickelte auch eine Hypothese für die Bedeutung der Zellstrahlung bei der Entstehung von Krankheiten: Photonen der Zellstrahlung in der Zelle haben eine wichtige Aufgabe bei der Reparatur der DNS und können damit regulierend in die körperlichen Prozesse eingreifen. So kann man davon ausgehen, dass Photonen auch verhindern können, dass während dieser Reparationsvorgänge schädigende und krankheitsauslösende Stoffe entstehen.

Die Strahlung aus unseren Zellen geht weit über unsere Körpergrenzen hinaus und bildet ein für uns wahrnehmbares Energiefeld. Quantenphysiker sind sich über die Existenz eines solchen Informationsfelds einig. Wir dürfen auf neue Erkenntnisse darüber und auf die Entwicklung entsprechend sensibler Messgeräte in den kommenden Jahren gespannt sein.

Auch Lebensmittel haben unterschiedliche Lichtqualitäten

Übrigens strahlt nicht nur der menschliche Körper Licht aus. Professor Popp hat Geräte entwickelt, mit denen sich die Lichtqualität von Lebensmitteln prüfen lässt. So wurde eindeutig bewiesen, dass zum Beispiel Hühnereier eine ganz andere Lichtstrahlung aufweisen, wenn sie aus Freilandhaltung kommen, als wenn sie aus Legebatterien stammen.

Heiler sind heute schon überzeugt, dass sich in diesem Feld Informationen über unsere körperlichen Prozesse, aber auch über unsere Gefühle und Erfahrungen befinden. Erlebnisse aus der Vergangenheit und Gegenwart und ihre Wirkung auf unsere Gesundheit und unser Wohlbefinden sind hier für geschulte Behandler manchmal sozusagen ablesbar.

DIE CHAKREN – BESONDERE ENERGIEZENTREN

Alle Teile des Körpers strahlen Energie auf ihre ganz eigene Art aus – jedes Organ, jedes Körperteil, jedes Funktionssystem strahlt etwas anders. Wenn wir gesund und ausgeglichen sind, senden wir sozusagen auf der jeweils richtigen Wellenlänge.

An bestimmten Punkten des Körpers ist es leichter, das Strömen dieser Lebensenergie wahrzunehmen. Deshalb ist es für uns wichtig, diese Stellen zu kennen. Außerdem lassen sich an diesen Energiezentren bestimmte Lebensthemen oder Störungen deutlicher feststellen.

Wir sprechen von den Chakren. Die Chakren sind besondere Energiezentren und von großer Bedeutung für die Gesundheit und die persönliche Entwicklung. Der Begriff stammt aus dem Sanskrit und bedeutet »Räder des Lichts«. Besonders begabte Menschen können die Chakren visuell wahrnehmen und beschreiben sie als »Lotosblüten« in kreisender Bewegung, wodurch der Eindruck eines Rads entsteht.

Die Lebensenergie fließt in alle Richtungen durch den Körper – von oben nach unten, von unten nach oben, von innen nach außen und von außen nach innen. An den Chakrapunkten entstehen jedoch kleinere oder größere »Verwirbelungen«, wie sie zum Beispiel um Steine in einem Bachlauf herum auftreten.

Die Chakren bewegen sich also kreisförmig. Durch die

Drehbewegung dieser einzelnen »Lichträder« entstehen unterschiedliche Energiefrequenzen. Somit wird jedes Chakra als jeweils andere Farbe wahrgenommen, denn Farben weisen immer eine eigene Frequenz auf.

Durch die Chakren dringt Energie besonders stark von außen in den Körper hinein und von innen aus dem Körper heraus. Durch diese Energiezentren stehen wir in einem sehr intensiven Austausch mit der uns umgebenden Welt, obwohl natürlich das gesamte Energiefeld in einer etwas schwächeren Form in diesen Austausch eingebunden ist.

Jede Person hat eine ganz eigene Chakracharakteristik – manche Chakren sind stärker, andere schwächer. Und diese unterliegen zusätzlich einer fortlaufenden Veränderung.

Es gibt sieben Hauptchakren. Über die körperlichen Grenzen hinaus gibt es außerdem weitere Chakren, und hinzu kommt eine große Anzahl Nebenchakren. In diesem Kapitel werden wir uns vor allem auf die Chakren konzentrieren, die in Therapeutic-Touch-Behandlungen eine entscheidende Rolle spielen; diese sind die Hauptchakren entlang der Wirbelsäule und die Nebenchakren an Füßen und Händen.

Die Lehre der Chakren ist über viele Jahrhunderte aus den intuitiven Wahrnehmungen zahlreicher Personen entstanden – so erklärt sich, dass die genauen Eindrücke nicht immer ganz miteinander übereinstimmen. Es ist sozusagen immer auch eine persönliche und kulturelle Färbung dabei. In diesem Kapitel möchte ich verschiedene Modelle zusammenfassen. Dabei habe ich mich natürlich von der Therapeutic-Touch-Entwicklerin Dora Kunz inspirieren lassen, aber auch von weiteren »Klassikern« auf diesem Gebiet: Charles W.

Leadbeater, Joseph Campbell, Rosalyn L. Bruyere und anderen mehr. Die für mich wichtigste Inspirationsquelle waren aber die Gedankenmodelle von Caroline Myss. Wer sich intensiver damit beschäftigen möchte, dem empfehle ich ihr Buch *Chakren. Die sieben Zentren von Kraft und Heilung.* Was mir in diesen Modellen so gut gefällt, ist die pragmatische und sehr lebensnahe Herangehensweise. Die Chakren werden erläutert mit Blick auf die praktische Anwendbarkeit für unser Leben, unsere Gesundheit und unsere persönliche Entwicklung.

Die Zuordnung der Farben erscheint in Darstellungen des Chakrensystems wie eine saubere Abgrenzung. In Wirklichkeit ist es aber nie so, dass nur diese eine Farbe an der angegebenen Stelle auftritt, sondern eine sich ständig verändernde Mischung aus den unterschiedlichsten Tönen pulsiert. Dennoch sagt die Farbzuordnung etwas über die Qualität der Chakren aus.

In den verschiedenen Kulturen haben Chakren auch unterschiedliche Namen bekommen, »Wurzel-«, »Basis-«, »Sakral-«, »Sexual-«, »Milz-«, »Kronenchakra« und so weiter. Damit diese vielen unterschiedlichen Bezeichnungen nicht für Verwirrung sorgen, sind die Energiezentren in meiner Übersicht lediglich numerisch gekennzeichnet.

Natürlich greifen die Themen der einzelnen Chakren mal mehr, mal weniger ineinander und sind meist nicht ganz klar in einzelne Körper- oder Chakrabereiche einzuteilen. Die hier beschriebene exemplarische Einteilung und die Zuordnung sollten immer nur als Anregung verstanden werden, sich mit bestimmten Themen auseinanderzusetzen.

Bei den Krankheiten oder Störungsbildern, die einem Chakra »zugeordnet« werden, muss man immer wissen, dass eine Störung in diesem Chakra nur eine *mögliche oder eine Ursache von mehreren* für die Krankheit sein kann, denn unser Körper und unsere Seele sind viel zu komplex, als dass wir stets einen geradlinigen, eindeutigen Kausalzusammenhang formulieren könnten. Meist spielen ganz viele Faktoren zusammen. Deshalb sind alle folgenden Zuordnungen lediglich als Anregungen zu sehen. Für die praktische Arbeit mit den Chakren sollten Sie nur das integrieren, was sich wirklich stimmig anfühlt und was sich im Umgang mit Ihnen selbst und anderen bestätigt.

Wiederholungen der Chakren

Die Chakren befinden sich nicht nur an den angegebenen körperlichen Stellen entlang der Wirbelsäule, sondern wiederholen sich in vielen Körperbereichen. Einige davon sind in der Übersicht »Die Chakren auf einen Blick« angegeben.

Ein konkretes Beispiel: Der Unterkiefer spiegelt alle Chakren noch einmal. Dabei ist der Kieferansatz die Entsprechung für das erste Chakra und das Kinn die Entsprechung für das siebte. Dazwischen verteilen sich die anderen Chakren gleichmäßig entlang des Kieferknochens. So erklärt es sich, dass wir uns oft am Kinn berühren, wenn wir in uns gehen und eine Inspiration oder die Antwort auf eine Frage suchen. Hier aktivieren wir das sechste und siebte Chakra. Wer Probleme mit dem Grundvertrauen (erstes Chakra) hat und deshalb die Ereignisse am liebsten selbst »im Griff« haben möchte, wird oft Schmerzen im Kieferansatz verspüren, vielleicht sogar nachts mit den Zähnen knirschen, weil der Kiefer sich nicht aus der Spannung lösen kann.

»Die Zähne zusammenbeißen« bedeutet körperlich, dass wir den Kieferansatz anspannen. Und emotional, dass wir eine Situation durchhalten, ohne auf unsere Gefühle oder Befindlichkeiten zu achten. Im ersten Chakra (Kieferansatz) geht es um die großen Notwendigkeiten für die Gemeinschaft und nicht um die individuellen Gefühle. Wir beißen die Zähne zusammen und funktionieren, wenn es um etwas geht, was aus persönlicher Sicht sein muss und was besser nicht infrage gestellt wird.

Die Chakren auf einen Blick

Das erste Chakra

Anatomische Lage: am unteren Ende der Wirbelsäule, zwischen Steiß- und Schambein. Es strahlt kegelförmig nach unten.

Wiederholung dieses Chakras an anderen Körperstellen: Ferse, Handballen, erster Halswirbel, Kieferansatz, Knochenmark, Zellkern, Blut.

Farbe: Rot.

Zugehörige Organe und Körperbereiche: Steißbein, untere Wirbelsäule, Beine, Knochenmark, Füße, Teile der Geschlechtsorgane.

Körperliche Themen und mögliche Krankheiten: Immunsystem, Autoimmunkrankheiten, Allergien, (teilweise) Krankheiten in den Geschlechtsorganen, Fortpflanzungsfähigkeit, Depressionen, Schlafstörungen.

Lebensthemen: Überleben, Existenzangst, Arterhaltung, Verteidigung, Vitalität, Lebenskraft, Urvertrauen, die Urgemeinschaft, Zugehörigkeit, Zusammenhalt, die Werte der Gemeinschaft, Gerechtigkeit und Ordnung, Schutz und Sicherheit.

Das zweite Chakra

Anatomische Lage: circa zwei Fingerbreit unterhalb des Nabels, am dritten und vierten Lendenwirbel.

Wiederholung dieses Chakras an anderen Körperstellen: Übergang vom Handballen zur Handmitte, Fußsohle zwischen Fußmitte und Ferse, Knochen, zweiter Halswirbel, Unterkiefer.

Farbe: Orange.

Zugehörige Organe und Körperbereiche: Teile des Darms, Blinddarm, Blase, Prostata, Harnleiter, Teile der Geschlechtsorgane, Teile des Magens, Teile der Lendenwirbelsäule, Becken, Hüften.

Körperliche Themen und mögliche Krankheiten: der weibliche Zyklus, starke Wechseljahresbeschwerden, Sexualität, Potenzprobleme, (teilweise) Krankheiten in Geschlechtsorganen (zum Beispiel Zysten oder Myome, Eierstockentzündungen, Endometriose), Probleme in der Lendenwirbelsäule (wie Hexenschuss, Ischias, Bandscheibenvorfall), Tumoren in Blase, Prostata oder Geschlechtsorganen, Harnwegs- oder Blaseninfektionen, (teilweise) Darmprobleme.

Lebensthemen: Wahrnehmung der eigenen Emotionen und Bedürfnisse im Verhältnis zu anderen. Tiefe seelische Verletzungen. Urgefühle wie Wut, Neid, Eifersucht, Konkurrenz, Gier und Scham. Sexuelle Übergriffe und Missbrauch. Betrug und Verrat. Beziehungen zu anderen. Angst, verlassen oder von Gemeinschaften ausgeschlossen zu werden. Trennung von Lebenspartnern und sehr nahestehenden Personen. Umgang mit Geld, finanzielle Sorgen oder Verluste. Verlust oder Einschränkung von körperlichen Funktionen oder der eigenen Kraft. Die eigene Kreativität. Die eigene Unabhängigkeit und Stärke. Konsequenzen der eigenen Entscheidungen tragen. Schuldgefühle und Schuldzuweisungen. Kontrolle und Macht. Moral und Ehre.

Das dritte Chakra

Anatomische Lage: im Solarplexus, hinten zwischen neuntem und zwölftem Brustwirbel, vorn unterhalb des Rippenbogens.

Wiederholung dieses Chakras an anderen Körperstellen: dritter Halswirbel, Knochenhaut, Unterkiefer.

Farbe: Gelb.

Zugehörige Organe und Körperbereiche: Magen, Bauch, Bauchspeicheldrüse, Galle, Leber, Teile des Darms, Brustwirbelsäule, Nieren, Nebennieren und Milz.

Körperliche Themen und mögliche Krankheiten: Magengeschwür, Magenschleimhautentzündungen, (teilweise) Darmprobleme, Bauchspeicheldrüse (zum Beispiel Diabetes, Entzündung der Bauchspeicheldrüse), Leberstörungen (zum Beispiel Hepatitis), Nierenkrankheiten, Anorexie, Bulimie, Probleme mit der Brustwirbelsäule.

Lebensthemen: Umgang mit Kritik und Urteilen, Selbstreflexion, Entscheidungsfähigkeit, Selbstverantwortung, persönliche Macht, Ego, Selbstbewusstsein, Selbstbild, Selbstachtung, persönliche Ehre und Würdigung, Bauchgefühl.

Das vierte Chakra

Anatomische Lage: Herzhöhe, im Bereich des vierten und fünften Brustwirbels.

Wiederholung dieses Chakras an anderen Körperstellen: vierter Halswirbel, Brustwirbelsäule, Hand- und Fußmitte, Muskeln, Unterkiefer.

Farbe: Grün.

Zugehörige Organe und Körperbereiche: Herz, Blutkreislauf, Brustkorb, Zwerchfell, Rippen, Thymusdrüse, Lunge, Schultern, Arme, Hände, Brustwirbelsäule.

Körperliche Themen und mögliche Krankheiten: Herzkrankheiten (zum Beispiel Herzinfarkt, Herzrhythmusstörungen), Lungenkrankheiten (zum Beispiel Asthma, chronische Bronchitis, Lungentumor, Lungenembolie), Rückenprobleme (im Bereich der Brustwirbelsäule), Brustkrebs.

Lebensthemen: Gefühle von anderen und für andere, sich öffnen für andere Menschen, Liebe, Bindung und Mitgefühl. Angst vor emotionaler Ablehnung. Emotionale Verluste. Negative Gefühle wie Verletzung, Bitterkeit, Wut, Hass, nicht vergeben wollen oder können. Seinem Herzen folgen. Hingabe. Selbstzentriertheit, Einsamkeit, Trauer, um sich selbst kreisen.

Das fünfte Chakra

Anatomische Lage: Hals, fünfter Halswirbel, Kehlkopf.

Wiederholung dieses Chakras an anderen Körperstellen: an den Füßen zwischen den Zehen, an den Händen zwischen den Fingern, Bindegewebe, Halswirbelsäule, Unterkiefer.

Farbe: Blau.

Zugehörige Organe und Körperbereiche: Hals, Halswirbelsäule, Nacken, Kehlkopf und der gesamte Sprechapparat, Schilddrüse, Speiseröhre, Luftröhre, Mund, Kiefer, Zähne, Zahnfleisch.

Körperliche Themen und mögliche Krankheiten: Stimme, Halsbeschwerden, allgemeine Zahn- und Kieferprobleme, Schilddrüsenstörungen (wie Unter-/Überfunktion), Störungen in der Halswirbelsäule.

Lebensthemen: persönlicher Ausdruck, das Verschweigen wichtiger Dinge, Manifestation, Zeitgefühl, Entscheidungen treffen, Projekte und Wünsche kreativ umsetzen.

Das sechste Chakra

Anatomische Lage: in der Mitte der Stirn.

Wiederholung dieses Chakras an anderen Körperstellen: die Endglieder der Finger und Zehen, sechster Halswirbel, Haut, Unterkiefer.

Farbe: Violett.

Zugehörige Organe und Körperbereiche: Teile des Gehirns, Zirbeldrüse, Hypophyse, Augen, Ohren, Nase.

Körperliche Themen und mögliche Krankheiten: Hormonproduktion (Melatonin, Serotonin), Gehirnkrankheiten, Konzentrations- und Lernprobleme, Augenprobleme (grüner oder grauer Star), Hautprobleme, Probleme mit den Ohren (wie Tinnitus, Hörsturz und Mittelohrentzündungen).

Lebensthemen: Intuition, das Dritte Auge, Hellsichtigkeit, Vorahnungen, Visionen, Erkenntnisse für Zukunft und Vergangenheit, Kreativität auf einer höheren Ebene.

Das siebte Chakra

Anatomische Lage: am Scheitel, in der Mitte des Schädeldachs.
Wiederholung dieses Chakras an anderen Körperstellen: Hautporen, Finger- und Zehenspitzen, siebter Halswirbel, Kinn.
Farbe: Weiß.
Zugehörige Organe und Körperbereiche: Teile des Gehirns
Körperliche Themen und mögliche Krankheiten: tiefe Erschöpfung ohne körperliche Ursachen. Neurologische Krankheiten wie ADHS, Demenz, Alzheimer, Parkinson, Schizophrenie, Psychose, Epilepsie und Migräne sind schwer zwischen dem sechsten und siebten Chakra abzugrenzen.
Lebensthemen: Spiritualität und Glauben, Vertrauen in höhere Mächte, Transzendenz, das höhere Selbst, Erkenntnis, Loslassen, Abgeben, Zulassen, Selbstlosigkeit und Hingabe.

Das erste Chakra

Wir finden das erste Chakra am unteren Ende der Wirbelsäule zwischen Steiß- und Schambein. Von diesem Punkt aus strahlt es kegelförmig nach unten.

Am Leben bleiben

Hier geht es um die wichtigsten physischen Bedürfnisse der Menschen - Nahrung, Flüssigkeit, Schlaf, Wärme, Sicherheit - und damit um das physische Überleben. Es melden sich die instinktiven körperlichen Reaktionen wie Flucht oder Angriff, wenn ein Mensch in Gefahr gerät. Hier sind die Verbindung zu unserer Urvitalität und unsere Beziehung zur Erde und zur Natur verortet.

Die Gemeinschaft gibt uns Schutz

Im ersten Chakra geht es auch um die Bedeutung und die Macht der Urgemeinschaften. In anderen Kulturen wäre es der Stamm, bei uns eher andere Gemeinschaftsformen – die Gesellschaft, das Dorf, eine religiöse Gemeinschaft, die Ursprungsfamilie, die Großfamilie, eine berufliche Gruppe, der Freundeskreis. Ich benutze dennoch gern den Begriff »Stamm«, um die Bedeutung dieses Chakras zu erläutern; denn dieser archaische Begriff vermittelt den besonders tiefen Einfluss auf so plastische Art und Weise. Für den Stamm geht es um Themen wie »Überleben«, »Fortpflanzung«, »Regeln« und »Ordnung«. Der Stamm sorgt für unsere Sicherheit, für genügend Nahrung, Kleidung, Wohnraum und Schutz vor einer möglicherweise bedrohlichen Welt.

Hier erleben wir die nährende Gemeinschaft, die sich gegenseitig braucht und hilft. Wir spüren die Kraft von gemeinsamen Meinungen und Lebenseinstellungen. Im besten Fall erlebt ein Kind die positiven Seiten einer solchen Urgemeinschaft in der Familie.

Aus der Reihe tanzen

Aber die Meinungen oder Glaubensvorstellungen des Stammes können uns auch unbewusst ein Leben lang prägen und bestimmte Entwicklungen erschweren. Der Stamm hält uns instinktiv zurück, wenn wir uns auf einen individuellen Weg der Veränderung begeben. Jeder kennt das – man zieht im jungen Erwachsenenalter von zu Hause aus, geht in eine fremde Stadt oder gar ins Ausland, bekommt neue Freunde, entwickelt neue Interessen oder Meinungen und Wertvorstellungen. Und fast nie ist es dann wirklich leicht oder konfliktfrei, mit dieser neuen eigenen Welt wieder in die Herkunftsfamilie oder in den alten Freundeskreis zurückzukommen. Diese kritisieren oft das Neue, würdigen die neuen Werte oder Orientierungsanker herab oder wollen lieber gar nichts davon hören. Diese Entwicklungen sind sehr schmerzhaft für die »flügge gewordenen« jungen Menschen, denn sie hätten meistens gern die Wertschätzung und die Unterstützung der alten Gemeinschaft für ihre neuen, mutigen und aufregenden Schritte. Aber aus der Sicht des Stammes ist es eine logische Reaktion. Die Urgemeinschaft lebt davon, dass alle zusammenhalten, dass niemand die Sicherheit der Gruppe bedroht, indem ihre Strukturen und Meinungen infrage gestellt werden. In diesem Chakra wird alles Fremde oder Andersartige erst einmal als Bedrohung empfunden.

Wer aus einer ländlichen oder besonders konservativen Gegend oder aus einer Familie mit sehr eng definierten Regeln und Werten kommt, kennt es noch heute: das Urteilen über Menschen, die »aus der Reihe tanzen«. Diese müssen nicht unbedingt extrem andersartig sein. Es genügt manchmal, den Vorgarten nicht in Ordnung zu halten, das gehackte Holz nicht ordentlich zu stapeln oder den Bürgersteig nicht vorschriftsmäßig zu kehren. Oder gar eine Lebenseinstellung zu haben, die nicht von der Gemeinschaft geteilt wird – wie eine andere politische Meinung oder sexuelle Präferenz.

Aber es gibt auch Gemeinschaftsriten und Traditionen, die wir gern leben und weitergeben an die nächsten Generationen, zum Beispiel gemeinschaftliche Feste wie Feiertage und Geburtstagsrituale, Alltagsriten wie das gemeinsame Mittagessen oder das Vorlesen von Geschichten, wenn sich die Kinder abends zum Schlafen legen.

Wie reagiert der Körper?

In diesem Chakra geht es um unsere tiefe Verwurzelung im Leben. Auch um die Angst vor Verlust der physischen Ordnung, vor einer lebensbedrohlichen Krankheit oder einer Behinderung.

Störungen des Immunsystems können hier ihren Ursprung haben, denn es hat für den Körper die gleiche Aufgabe wie das erste Chakra, nämlich uns vor körperlichen Bedrohungen zu beschützen. Andere mögliche Störungen sind Probleme in der unteren Wirbelsäule, in den Beinen und Füßen und in den Geschlechtsorganen.

Bei gesundheitlichen Störungen in diesem Körperbereich ist es sinnvoll, zu prüfen, ob es um Themen wie »Existenzangst«, »Zugehörigkeit zur Familie oder einer Gruppe«, »Sicherheit« oder um besondere Ängste geht. Gab es zum Beispiel eine Zerrüttung mit der Ursprungsfamilie oder sind dort Dinge geschehen, die bislang nicht verarbeitet werden konnten?

▪ *Wo gehöre ich hin?*

Therapeuten, die viel mit Flüchtlingen und Migranten arbeiten, berichten von körperlichen und seelischen Störungen, die aufgrund des fehlenden »Bodens« entstehen. Wer das eigene Land und die vertraute Lebensgemeinschaft fluchtartig und in Lebensgefahr verlassen musste, ist oft durch die Ereignisse sehr traumatisiert. Erschwert wird eine Verarbeitung des Erlebten aber in hohem Maße oft dadurch, dass den Betroffenen im wahrsten Sinne des Wortes der Boden unter den Füßen entrissen wurde. Aber auch Menschen, die freiwillig als

Migranten in einem neuen Land leben, sind bis zu einem gewissen Grad entwurzelt. Sie haben Gemeinschaftsstrukturen wie eine Großfamilie oder eine Dorfgemeinschaft aufgegeben und müssen jetzt entweder ganz allein oder als zersprengte Kleinfamilie eine neue Welt aufbauen. Und das in einem Rahmen, wo sie nicht immer freundlich aufgenommen, sondern oft eher angefeindet werden.

Gerade Kinder aus diesen Gruppen entwickeln oft Störungen, die sich vor allem auch im ersten Chakra bemerkbar machen, weil sie keine gewachsenen, vertrauten Strukturen um sich herum haben. Hinzu kommen Gefühle des Fremdseins, des Nicht-Dazugehörens und die ausgesprochene oder unausgesprochene Botschaft der Eltern, dass sie alle »eigentlich« nicht hierhingehören. Oft kann erst die nächste oder gar die übernächste Generation dieses Empfinden in ein Gefühl von Sicherheit und Zugehörigkeit umwandeln.

▪ *Achtung und Wertschätzung einer Gemeinschaft*

In Kenia habe ich vor einigen Jahren eine Situation erlebt, die viel über die Bedeutungen des ersten Chakras aussagt – Überleben, Gemeinschaft, Würde und Wertschätzung. Die Massai gehören zu den Volksstämmen Afrikas, die noch heute häufig sehr archaisch leben und ihre alten Traditionen pflegen, auch wenn die moderne Welt nur wenige Kilometer entfernt ganz andere Werte und Lebensformen vermittelt.

Ich durfte privat in einem Massai-Dorf zu Gast sein und den Stammesalltag hautnah miterleben. In dieser Dorfgemeinschaft gab es eine ganz klare Aufgaben- und Machtteilung. Jedes Mitglied wusste, was zu tun war, was erlaubt war und was nicht. Eine Frau würde sich hier nie in Männeraufgaben einmischen, ein Kind nicht in die Welt der Erwachsenen. Hier verletzte niemand voreilig die gesetzten Grenzen. Etwas davon kennen wir alle aus unserer Kindheit oder aus dem Leben in kleinen Gemeinschaften. Und wir wissen um den Halt und die Sicherheit, aber auch um die persönlichen Einschränkungen, die solche klaren Regeln mit sich führen.

Bei den Massai werden die stärksten und mutigsten Jungen irgendwann in der Pubertät zu Kriegern ausgebildet. Früher waren die Massai-Krieger gefürchtet und bewundert, weil sie sehr stark, ausdauernd und furchtlos waren – nicht nur anderen Stämmen gegenüber, sondern auch im Kampf gegen wilde Tiere. Heute werden diese Krieger natürlich nicht so dringend als solche gebraucht, denn es gibt keine archaischen Kriege mit anderen Stämmen mehr, und wilde Tiere können leicht mit modernen Waffen getötet werden. Und dennoch wird diese Tradition weiter gelebt und sehr ernst genommen. So müssen die jungen Krieger für eine längere Zeit außerhalb der Stammesgemeinschaft leben, Mutproben bestehen und sind für das eigene Überleben auf sich allein gestellt. Und jede neu errungene Stufe der Kriegerschaft wird in aufgemalten Symbolen auf dem Körper für alle sichtbar gemacht. Nach einigen Monaten kehren die gestandenen Krieger in das Dorf zurück. Ihre Aufgabe ist es von nun an, für die Sicherheit des Stammes zu sorgen. Im Gegenzug kommen sie in den Genuss der Würdigung und Achtung der anderen Stammesmitglieder.

Bei aller »Kritik«, die man aus unserer Sicht an älteren Stammeskulturen üben kann – an ihrem Umgang mit Frauen, an den Machtstrukturen und Einschränkungen in der Bildung ihrer Jugend –, zeigen solche Traditionen uns dennoch, was für die Jugend in unserer westlichen Welt so oft fehlt: die Würdigung ihrer besonderen Kraft und die Zuteilung einer wichtigen Aufgabe in und für die Gemeinschaft.

Reflexionen zum ersten Chakra

- *Welche Gemeinschaft war oder ist eine wirkliche Stütze in meinem Leben?*
- *Von welcher Gemeinschaft habe ich mich abgrenzen müssen? Warum?*
- *Wie ist die Beziehung zu meiner Herkunftsfamilie?*
- *Wo bin ich wirklich zu Hause?*
- *Wie reagiere ich, wenn es ernsthaft um meine Existenz geht (Arbeitslosigkeit, finanzielle Probleme, Gesundheit)?*

Das zweite Chakra

»Anatomisch« befindet sich das zweite Chakra ungefähr zwei Fingerbreit unterhalb des Nabels im Bereich des dritten bis vierten Lendenwirbels. In der japanischen Tradition wird dieser Bereich »Hara« genannt, er ist der Sitz der Lebensenergie.

Abgrenzung von anderen

In unserer persönlichen Entwicklung wachsen wir irgendwann aus dem unhinterfragten Leben in der Urgemeinschaft heraus. Wir entdecken, dass wir nicht immer einer Meinung mit unserer Familie und anderen nahestehenden Personen sind, und werden immer mehr zu individuellen Wesen.

Es entsteht ein Konflikt zwischen dem, was die Gemeinschaft will, und dem, was wir für uns für richtig halten. Wir lassen uns nicht mehr in alle Entscheidungen und Pläne hineinreden und wollen selbst die Macht über unser Leben haben. In diesem Chakra geht es um das Thema »Macht *im Verhältnis zu anderen*«. Die *eigene* Macht hingegen betrifft das dritte Chakra.

Auf der emotionalen Ebene geht es im zweiten Chakra um die Beziehungen zu anderen. Wo stehe ich für mich selbst ein und wie entwickle ich eine gesunde eigene Identität? Wo lasse ich zu, dass andere Menschen über mich bestimmen, oder wo möchte ich gar Macht über andere haben? Setze ich klare Grenzen für den Einfluss von anderen Personen? Lasse ich mich für den Preis der Zuneigung »kaufen«?

Hier steckt auch die große Angst, verlassen zu werden und allein zu sein. Die Angst, von einer Gruppe ausgestoßen zu werden, von anderen gedemütigt oder abgelehnt zu werden. So wie es beispielsweise beim Mobbing der Fall ist oder wenn alte Freundeskreise sich von einem abwenden. Das Gehirn nimmt soziale Ablehnung ebenso stark wahr wie physischen Schmerz. Die Areale, die dabei im Gehirn aktiviert werden, sind sogar gleich. Andere Emotionen, wie zum Beispiel Ärger oder Trauer, haben nicht die gleiche Wirkung im Gehirn. Deshalb sind solche Situationen oft so traumatisch, und wir tun alles, um sie zu vermeiden oder zu verdrängen.

Die Bedeutung von Beziehungen

Wir sind in der Lage, in diesem Chakra die symbolischen Hinweise von Beziehungen zu erkennen. Was soll ich von Beziehungen und Begegnungen mit anderen Menschen lernen? Warum gerate ich immer wieder an einen bestimmten Typus Mensch oder komme wiederholt in bestimmte Problemkonstellationen hinein? Erkenne ich den Sinn von »zufälligen« Begegnungen in bestimmten Lebensphasen? Und erkenne ich, wann ich bestimmte Menschen wieder aus meinem Leben loslassen muss, weil sie meiner individuellen Entwicklung im Wege stehen? Oder mir einfach nur nicht guttun?

Stabil im Leben stehen

Es geht auch um die ganz eigene Stärke, die Zuversicht, zu wissen, dass man sein Leben bewältigen, nach Schicksalsschlägen wieder auf die Beine kommen kann. Aber auch um die Fähigkeit, zu rebellieren, für eine unabhängige Meinung geradezustehen. Ebenso um die Fähigkeit, persönliche und berufliche Entscheidungen treffen zu können – und die Konsequenzen dieser Entscheidungen zu erkennen. Auch darum, zu bemerken, ob wir eine Wahl aus Angst oder aus einer sicheren Überzeugung heraus treffen.

Finanzielle Sicherheit

Geld und Finanzen sind hier ein Thema, sofern man diesen eine Bedeutung von Lebensenergie zuweist – was in unserer Gesellschaft aber sehr häufig vorkommt. Wir denken oft, wer Geld hat, ist lebensfähig, potent und frei. Und massive finanzielle Sorgen können Krankheiten und Schwächezustände begünstigen. Wenn die Geldprobleme dann möglicherweise gar mit einem weiteren Thema des zweiten Chakras zusammenfallen – wie etwa einer Kündigung der Arbeitsstelle, die als Nichtwertschätzung des eigenen jahrelangen Engagements in der Firma empfunden wird, oder eine Ehescheidung –, sind Störungen zum Beispiel im unteren Rückenbereich keine außergewöhnliche Konsequenz.

Hier geht es aber auch darum, wie sehr Geld oder finanzielle Sorgen mein Leben prägen, indem ich zum Beispiel aus Geldmangel dringende Veränderungen nicht realisiere. Oder wie sehr etwa die Existenzangst der Eltern mich heute noch prägt. Aber auch inwieweit ich mich finanziell von anderen abhängig mache beziehungsweise welchen Preis ich für diese Abhängigkeit zu zahlen bereit bin.

Regeln für menschliche Beziehungen

Es geht auch um Moral und Ehre in Beziehungen, um Verrat und Betrug, Schuldgefühle und Schuldzuweisungen. Es geht um ethische und moralische Regeln für unser Leben, darum, was gesellschaftlich und zwischenmenschlich geht oder nicht geht. So schaffen wir Ordnung in unserem Leben.

Wenn man in Beziehungen oder Finanzangelegenheiten betrogen oder hintergangen worden ist, ist die Wahrscheinlichkeit nicht ganz gering, dass auch körperliche Probleme im Bereich des zweiten Chakras entstehen, wie die folgende Fallgeschichte zeigt.

■ *Verrat an der Freundschaft*

Eine vierzigjährige Frau kam in meine Praxis mit Schmerzen in der Lendenwirbelsäule, die schon orthopädisch behandelt worden waren, aber trotz Chiropraktik, Spritzen und Massagen nicht weggehen wollten. Während der Behandlung bekam ich das Gefühl, dass es etwas mit einer anderen Frau zu tun hätte. Ich fragte sie daraufhin, ob es im Moment besondere Schwierigkeiten oder Konflikte mit jemandem gäbe.

Sie berichtete von einem ungelösten Konflikt mit einer engen Freundin. Nach einem Streit über Kleinigkeiten hätte sie auf einmal ein »komisches Gefühl« gehabt. Dass die beiden Freundinnen sich schon mal stritten, war nichts Ungewöhnliches, aber normalerweise hatten sie sich relativ schnell wieder versöhnt. Diesmal beschlich meine Klientin allerdings eine Ahnung, dass hier mehr im Argen lag als das, was die Freundin ihr offen gesagt hatte.

Einen Tag nach dem Streit befiel die Klientin plötzlich ein Hexenschuss in der Lendenwirbelsäule – eine Stelle, an der sie sonst nie Probleme hatte –, und sie wunderte sich sehr darüber. Später erfuhr sie dann von Dritten, was es mit dem Verhalten dieser Freundin wirklich auf sich hatte. Und tatsächlich steckte etwas dahinter, was ihr wie ein Verrat ihrer bisher innigen Freundschaft vorkam. Hinzu trat, dass die Freundin ihr nicht die ganze Wahrheit erzählt hatte. Der Körper hatte darauf reagiert, bevor der Intellekt diese Situation erfasste.

Wir sprachen dann über die mögliche Verbindung zwischen dieser Freundschaftskrise und ihrem schmerzenden Rücken und arbeiteten gemeinsam energetisch daran. Sie führte ein klärendes Gespräch mit der Freundin, woraufhin die Rückenprobleme schließlich innerhalb von wenigen Tagen wieder verschwanden.

Kreativität

Das zweite Chakra ist auch wichtig für die kreative Energie, für die Freude am Erschaffen von etwas Neuem, sei es in Kunst, Musik, Literatur, im Garten, in der Küche und dergleichen mehr. Es kann aber auch in ganz anderen Bereichen Ausdruck finden, wie dabei, sich kreative Lösungen für Probleme auszudenken, neue Strukturen zu entwickeln oder Ähnliches. Eine nicht ausgelebte Kreativität kann teilweise durchaus körperliche Beschwerden hervorrufen oder viel Kraft rauben. Bei allen Krankheiten, die etwas mit dem »Festhalten« oder »Zurückhalten« zu tun haben, lohnt sich ein Blick auf eine eventuell nicht ausgelebte Kreativität.

▪ *Zu kopflastig*

Ein Mann aus der Kulturbranche kommt mit tiefen Erschöpfungszuständen in die Praxis. Während der Behandlung mache ich ihn darauf aufmerksam, dass die energetische Verbindung zwischen den oberen und unteren Körperbereichen nicht optimal ist. Es gibt außerdem zu wenig Energie in den Füßen und viel zu viel im Kopf.

Während ich den Energiefluss ausgleiche und anrege, sprechen wir über seine aktuelle berufliche Situation. Er hat einen guten Spürsinn, und es wird ihm sofort klar, dass er tatsächlich viel zu wenig Boden unter seinen Füßen hat, da er ständig neue Projekte mit viel Leidenschaft gestaltet – sein Kopf und sein Herz arbeiten permanent auf Hochtouren.

Ich mache ihn darauf aufmerksam, dass wirkliche Kreativität immer auch ein Stück Erdung braucht, wenn sie uns nicht zu sehr auslaugen soll. Es wird ihm aber auch klar, dass er viel zu viel Energie in die kreativen beruflichen Projekte investiert, in ihm selbst aber enorme eigene kreative Bedürfnisse und Kräfte stecken, die er aus Zeitnot nicht wirklich auslebt.

Er weiß sofort, was er gern täte – die eigenen Projekte liegen sozusagen direkt sichtbar vor ihm. Und er fängt an, Pläne zu schmieden, wie er sich dafür Freiräume schaffen könnte.

Urgefühle

Es geht im zweiten Chakra auch um die ganz tiefen Urgefühle, die instinktiv ohne viel Nachdenken von uns Besitz ergreifen: Wut, Gier, Scham, Eifersucht, Neid und Konkurrenz. Es sind Gefühle, die wir uns nicht gern selbst zugestehen und deshalb oft verdrängen.

Die schlimmsten persönlichen Angriffe entstehen oft aus Neid oder Konkurrenz und sind deshalb so schwer mit den betroffenen Personen zu klären, weil die Angreifer selbst nie zugeben würden, dass sie solche Gefühle haben. Oft zerbrechen Freundschaften daran, dass es einfacher erscheint, den Freund aus irgendwelchen Gründen »blöd« und »unmöglich« zu finden, als sich selbst einzugestehen, dass man gerade sehr neidisch auf etwas ist, was der Freund im Leben erreicht oder bekommen hat.

Die heilige Wunde

Wir finden in diesem Bereich der Urgefühle auch die ganz persönliche »heilige Wunde«. »Was ist denn das?«, fragt man sich als pragmatisch orientierter Mensch vielleicht. »Wie können Wunden ›heilig‹ sein?« Der Begriff stammt aus der indianischen Tradition. Dort ist man der Meinung, dass Eltern die Aufgabe hätten, ihren Kindern eine »heilige Wunde« zuzufügen, an deren Bewältigung die Kinder wachsen und reifen könnten.

Jetzt wollen wir hier natürlich nicht so weit gehen, unrechte oder übergriffige Handlungen von Eltern oder anderen mehr oder weniger nahestehenden Personen »heiligzusprechen«. Tatsache ist aber, dass uns allen im Leben – nicht nur von den Eltern – etwas angetan wurde, was eine tiefe, oft lebenslange (seelische) Wunde bei uns hinterlassen hat. Und diese Wunde führte oft dazu, dass Lebensentwicklungen anders verliefen, dass wir andere Entscheidungen getroffen haben, als wenn wir das mehr oder weniger schwere Trauma nicht erlitten hätten.

Oft erkennen wir erst rückblickend in einem etwas reiferen Alter, warum manche Entwicklungen so und nicht anders verliefen. Es geht keineswegs darum, schönzureden oder gar gutzuheißen, was uns angetan wurde, sondern darum, auch die Chance und den möglichen Gewinn zu erkennen, die in der Verarbeitung dieser Wunde lagen.

Was dadurch vielleicht auf den Weg gebracht wurde, was man sonst nicht geschafft hätte. Vielleicht eine größere Unabhängigkeit, mehr Mut, ein Kampf gegen Ungerechtigkeit, der Wunsch, Kindern heute eine bessere Chance zu geben. Die Widerstandskraft – Resilienz –, die Stärke zu erkennen, die uns aus ebendieser Wunde erwuchs, und diese Stärke auch zu würdigen. Die alte schmerzende Wunde sozusagen »in Gold umzuwandeln«.

Doch wie erkenne ich, ob ich eine Wunde in mir trage? Und welche Wunde eine »heilige« ist?

Es sind nicht immer Erinnerungen an traumatische Ereignisse. Oft sind es die kleinen alltäglichen Vorkommnisse, die so normal waren, dass wir ihnen heute keine besondere Bedeutung beimessen. Die kleinen Sticheleien bei allem, wo man nicht den Ansprüchen genügte – nicht klug genug war, nicht hübsch genug, sportlich genug, nicht schnell genug. Heute erkennt man die Wunden oft an aktuellen Situationen, die größere Emotionen auslösen als das, was einem für die momentane Lage angemessen erscheint. Worte, die uns heute tief kränken oder verunsichern, obwohl sie vielleicht gar nicht böse gemeint waren.

So reagiert ein mir bekannter Geschäftsführer einer mittelständischen Firma heute noch leicht panisch, wenn ihm vermittelt wird, er würde ein Problem nicht schnell genug lösen. Obwohl er nach außen hin absolut selbstbewusst und souverän erscheint, erinnern ihn diese als unterschwelligen Vorwürfe empfundenen Botschaften an Situationen in seiner Kindheit, in denen er manchmal etwas Zeit brauchte, bis er wusste, wie er eine Aufgabe lösen könnte. Heute merkt er an seinen anschwellenden Aggressionen, wenn diese alte Wunde wieder einmal getroffen wurde.

Beobachten Sie gelegentlich, wie manche erwachsene Menschen reagieren, wenn sie eine kleine Prüfung absolvieren sollen. Ansonsten freundliche, ausgeglichene Personen werden plötzlich panisch oder aggressiv oder haben nur noch eine große Leere im Kopf. Hier wird die alte Wunde der kindlichen, meist schulischen Prüfungen wieder zum Leben erweckt, und das verzweifelte Gefühl sagt ihnen nur noch: »Ich bin nicht gut genug.« Ich kenne reife und sehr kluge Menschen, die Fortbildungen bewusst nicht besuchen, wenn diese mit einer Prüfung abschließen. Oder die Wochen davor nachts schweißgebadet aufwachen. Es geht dann nicht mehr um wirkliches Wissen oder Können – denn das ist meist mehr als reichlich vorhanden.

Eine alte Wunde kann aber auch als Entschuldigung für nicht vollzogene Lebensschritte benutzt werden. »Mit meiner verkorksten Kindheit, wie hätte ich denn je mein Leben so gestalten können, wie ich es eigentlich gewollt hätte?«, sagte mir einmal eine nicht mehr ganz junge Bekannte. So bleibt man in der Position des kleinen Kindes stecken und konserviert die Opferrolle. Man bekommt dadurch vielleicht sogar Aufmerksamkeit, aber nicht unbedingt Respekt. Und man verhindert vor allem, dass sich etwas zum Besseren wendet.

Wie reagiert der Körper?

Körperliche Beschwerden in diesem Chakrabereich können sich zeigen als Probleme im Lendenwirbelbereich (zum Beispiel Hexenschuss, Ischias, Bandscheibenvorfall), Beckenschiefstand, Blinddarmentzündungen, Darmbeschwerden, Blasenentzündung, Prostataleiden, Krankheiten in den Geschlechtsorganen oder starke Wechseljahresbeschwerden.

Reflexionen zum zweiten Chakra

Beziehungen und Abgrenzungen

- *Stehe ich aufrichtig zu mir und meinen persönlichen Werten?*
- *Wie sehr brauche ich die Bestätigung von anderen, damit ich mich gut fühle?*
- *Wage ich es, eigene Wege zu gehen, auch wenn das Konflikte mit anderen bedingt?*
- *Wie gehe ich mit Kritik um?*
- *Habe ich Angst vor dem Alleinsein oder dem Verlassenwerden? Gehe ich ungute Kompromisse ein, um nicht allein zu sein?*
- *Bin ich schon einmal hintergangen oder verraten worden und welche Einwirkung hat dies heute noch auf mich?*
- *Welche Beziehungen stärken mich und welche rauben mir meine Kraft?*
- *Kann ich anderen Menschen wirklich vertrauen?*
- *Bin ich der Meinung, dass andere Menschen oder besondere Umstände schuld an meiner aktuellen Lage sind, oder trage ich selbst die Verantwortung dafür?*

Finanzen

- *Stehe ich finanziell auf eigenen Füßen?*
- *Habe ich ein unbelastetes Verhältnis zu Geld?*
- *Gab es in meinem Leben oft Geldsorgen?*
- *Gab es in meiner Herkunftsfamilie oft Diskussionen über Geld?*

- *Stimmen meine Gedanken über Geld mit der realen finanziellen Situation überein? Mache ich mir vielleicht schneller Sorgen als nötig? Oder gehe ich zu sorglos mit Geld um und gebe mehr aus, als ich habe?*
- *Habe ich ein schlechtes Gewissen, wenn ich viel Geld verdiene?*
- *Fällt es mir schwer, Geld für meine Leistung zu verlangen?*
- *Hindern finanzielle Bedenken meinen nächsten entscheidenden Schritt?*

Kreativität

- *Gibt es Gründe, nicht so kreativ zu sein, wie ich sein möchte oder könnte?*
- *In welchen Bereichen lebe ich heute meine Kreativität?*

Das dritte Chakra

Dieser Energiepunkt befindet sich im Solarplexus, hinten zwischen dem neunten und zwölften Brustwirbel, vorn unterhalb des Rippenbogens.

Was ist mein Wert?

Hier geht es um eine gesunde Selbstachtung und die Wertschätzung der eigenen Person.

Wir kennen alle die großen Selbstzweifel, die immer wieder persönliche Krisen auslösen und uns daran hindern, mutige Schritte im Leben zu unternehmen. Irgendwo tief in uns ist immer wieder eine Stimme, die uns zuflüstert: »Du bist nicht gut genug, schön genug, klug genug, schlank genug, fähig genug, fleißig genug, sportlich genug ...« Und wir schenken dieser Stimme immer wieder Glauben.

Wer kennt nicht die Situation, wenn wir uns von einer abfälligen Bemerkung über das eigene Aussehen und die eigenen Fähigkeiten den Tag ruinieren lassen. Wie es ist, wenn wir heftig kritisiert oder angegriffen werden, womöglich sogar öffentlich. Immer wird dabei der eigene Wert infrage gestellt.

Im dritten Chakra geht es darum, ein stabileres Selbstbewusstsein aufzubauen, damit es leichter wird, all das umzusetzen, was für einen selbst wirklich wichtig ist. Hier entwickeln wir eine eigene Identität, die sich nicht länger (nur) auf die Meinung der Familie oder der Gemeinschaft (erstes Chakra) oder auf die Abgrenzung zu unseren Beziehungspartnern (zweites Chakra) bezieht. Hier geht es vielmehr darum, wie *wir selbst* mit uns umgehen, was wir selbst von uns halten, nicht, wie andere uns behandeln. Wenn wir selbst klar zu uns und zu unseren Werten stehen, lassen wir uns nicht so schnell von anderen vom eigenen Weg abbringen.

Falls wir zu wenig Selbstbewusstsein haben oder tiefe Demütigungen noch nicht verarbeitet haben, kann dies auch dazu beitragen, dass Heilungsprozesse zu langsam verlaufen.

Ein gutes Selbstbewusstsein hat nichts mit Überheblichkeit zu tun, sondern bedeutet zum Beispiel auch den Mut, sich wirklich so zu sehen, wie man ist, im Guten wie im Schlechten. Sich selbst wirklich richtig einschätzen zu lernen, damit man weder zu viel noch zu wenig von sich hält. Wer eine tiefe innere Unsicherheit spürt, hat oft die Neigung, in Arroganz zu verfallen, damit niemand die Unsicherheit merkt – oft auch, um sie selbst nicht spüren zu müssen. Wer sich wirklich seiner »selbst bewusst« ist, muss nicht besser sein als andere.

▪ *Ich bin auf jeden Fall besser als du*

Katharina J. war eine sehr charismatische Frau, die schnell neue Kontakte knüpfen konnte und von vielen bewundert wurde. Seltsamerweise gab es aber so gut wie keine wirklich tief greifenden Freundschaften, und sie hatte keinen beständigen Lebenspartner, worunter sie immer wieder sehr litt. Wegen ihres charmanten Auftretens war nicht zu erkennen, warum ihr enge Beziehungen nicht gelingen wollten.

Erst als wir uns besser kennenlernten, wurde eine gut versteckte Seite in ihr deutlich. Sie war zutiefst verunsichert und hatte gerade deshalb besonders gern Menschen um sich, die zu ihr aufschauten und sie bewunderten. Sobald eine andere augenscheinlich »besser« war – ob diese gerade einen Erfolg feiern konnte, in bestimmten Kreisen beliebter war oder eine Fähigkeit sicherer beherrschte –, verwandelte sie sich in eine erstaunlich gehässige Frau, die nichts unversucht ließ, die andere kleinzumachen. Da wurde hinter deren Rücken intrigiert und getratscht.

Dass auf dieser Grundlage weder eine Liebesbeziehung noch enge Freundschaften auf Dauer bestehen konnten, war nur allzu deutlich. Wir haben lange an dem Thema gearbeitet, aber die Angst, nicht immer die »Bessere« zu sein, hat sie so beherrscht, dass sie diese Neigung nur bedingt aufgeben konnte. Sobald es wirklich ernst wurde, setzte sich das alte Muster wieder durch. Offenbar war es für sie bedrohlicher, dieses Verhalten aufzugeben und sich die eigene Unsicherheit einzugestehen, als weiterhin auf vertrauensvolle Herzensbeziehungen verzichten zu müssen.

Lebe ich das, was ich wirklich bin?

Ein Thema dieses Chakras ist auch, ob es Bereiche der eigenen Persönlichkeit gibt, die noch nicht oder nicht richtig ausgelebt werden durften. Oft sind Teile unserer tieferen Persönlichkeit »wegerzogen« worden oder wurden durch Frustrationen, Misserfolge oder Angst beiseitegedrängt. Aber irgendwo im Tiefen arbeitet die alte Sehnsucht danach, anders zu sein oder anders zu leben. Wenn der »weggeschobene« Teil bedeutend ist, kann dies sogar zu Krankheit und Erschöpfung beitragen. Viele Depressionen haben auch darin ihren Ursprung. Hier können wir gelegentlich auch nach möglichen Gründen suchen, wenn Heilungsprozesse im besonderen Maße erschwert werden. Dann gilt es, die verborgenen Persönlichkeitsteile aufzustöbern und die alte, tiefe Sehnsucht nach einem etwas anderen Leben wieder zu wecken und sich alles genauer anzuschauen.

Dafür muss man nicht gleich das alte, vertraute Leben aufgeben, sich von Familie und Freunden trennen, die Arbeitsstelle kündigen oder emigrieren. Die noch nicht ausgelebten Persönlichkeitsteile lassen sich meist problemlos in den bisherigen Alltag integrieren – wenn man sie nur kennt und sich traut, sie ans Licht kommen zu lassen.

Ich bin, was ich besitze

Unser Konsumverhalten hat viel mit dem dritten Chakra zu tun. Brauche ich bestimmte Gegenstände für mein Selbstbewusstsein? Spielt es eine Rolle für meinen Selbstwert, welche Mode-Label ich trage oder wie schick meine Wohnungseinrichtung ist? Welches Auto ich fahre oder wohin ich in Urlaub verreise?

Es gibt Zeitgenossen, die noch nicht mal im Notfall in alten oder schmutzigen Kleidern durch die Stadt gingen oder nie ungeschminkt das Haus verließen. Oder die das Wochenend-Shopping-Erlebnis um seiner selbst willen zelebrieren. Leute, die im Allgemeinen extrem sparsam leben, nur um sich vom eingesparten Geld ein teures Auto leisten zu können. Oder Leute, die sich nur über materielle Dinge definieren. Menschen, die stundenlang von ihren neuesten Anschaffungen reden können.

Bauchgefühl

Im dritten Chakra sitzt auch unser sogenanntes Bauchgefühl, das uns mitteilt, was für *uns* stimmt und was nicht. Das ist nicht zu verwechseln mit den eher intuitiv-visionären Wahrnehmungen im sechsten Chakra. Beim Bauchgefühl geht es darum, die psychischen Wahrnehmungen zu nutzen, um eine gute und sinnvolle Entscheidung für den Augenblick zu treffen und dieser dann auch zu vertrauen.

Gedanken und Gefühle analysieren

Im dritten Chakra liegt aber auch unsere Fähigkeit, über etwas nachzudenken und unsere Gedanken und Gefühle zu analysieren. Dieser Schritt findet energetisch interessanterweise nicht nur im Gehirn statt, was wir so oft glauben. Mittlerweile spricht man auch vom Bauchhirn. Bei stark kopflastigen Menschen oder Menschen, die zurzeit intensiv geistig und intellektuell arbeiten, ist der Bereich um den Solarplexus oft sehr verspannt.

Wie reagiert der Körper?

Körperliche Störungen in diesem Chakrabereich können sich zeigen als Magenbeschwerden (wie Geschwüre oder Magenschleimhautentzündungen), eine unzureichende Nierenfunktion (zum Beispiel mit ständigem Frieren), Diabetes, Leberstörungen (etwa Hepatitis) oder Probleme in der mittleren Wirbelsäule.

Reflexionen zum dritten Chakra

- *Bin ich mir meiner persönlichen Stärke und meines eigenen Wertes bewusst?*
- *Was bringt mein Selbstbewusstsein ins Wanken?*
- *Brauche ich eine bestimmte Geldsumme, besondere Gegenstände oder Statussymbole, um meinen »Wert« zu spüren oder zu zeigen?*
- *Warum habe ich in letzter Zeit neue Produkte gekauft? Weil sie benötigt wurden oder weil sie etwas in mir ausgelöst haben?*
- *Wann habe ich andere tief verletzt oder kleingemacht? Was wollte ich erreichen? Welche Gefühle steckten dahinter?*
- *Was würde ich tun, wenn ich ganz viel Mut hätte? Welche Projekte oder Träume würde ich umsetzen?*

Das vierte Chakra

Dieses Energiezentrum befindet sich in Herzhöhe und ist die energetische Schaltstelle zwischen Körper und Geist. Hier geht es um Liebe und Mitgefühl für andere und das Empfinden von ihren Emotionen, also um Einfühlung beziehungsweise Empathie. Wohingegen die Gefühle für die eigene Person dem dritten Chakra zugeordnet werden.

Die Macht der Gefühle

Die emotionale Energie ist wesentlich wichtiger für unser Leben, als wir bisher dachten. Hirnforscher wissen mittlerweile sogar, dass positive Gefühle wie Begeisterung und Freude sehr stark zum Lernen beitragen. Lernen ohne Gefühle oder gar geprägt von negativen Empfindungen wie Angst oder Sorgen ist viel anstrengender. Auch die emotionale Beziehung zu einem Lehrer ist eine enorme, oft unterschätzte Unterstützung im Lernprozess.

Gebrochene Herzen

Schicksalsschläge, die mit der Liebe verbunden sind, können oft sogar lebensbedrohlich sein. Der Tod des Partners, eines Elternteils oder eines engen Freundes, Ehebruch und Trennungen führen häufig zu Krankheiten im Bereich des vierten Chakras. Statistiken zeigen, dass die Wahrscheinlichkeit, einen Herzinfarkt zu erleiden, nach dem Tod oder der Trennung vom Ehepartner wesentlich höher ist. Mediziner sprechen hier vom »Syndrom des gebrochenen Herzens«.

Liebe macht Wunder möglich

Gesundheit hängt in hohem Maße davon ab, ob wir in stabilen und innigen sozialen Beziehungen leben. Wer wirklich liebt und geliebt wird, erlebt ein kleines Wunder. Es gibt kaum ein größeres Geschenk, als so sein zu dürfen, wie man ist, und dennoch geliebt zu werden.

Friedrich Schorlemmer hat es einmal so ausgedrückt: »Liebe macht nicht blind, Liebe macht in einem Maße sehend, dass andere mit ihren Wahrnehmungsmöglichkeiten oft nicht mehr mit- und standhalten können.«

Mitgefühl macht glücklich

Jeder von uns kann bis zu einem bestimmten Grad in bestimmten Situationen Mitgefühl aktivieren. Eltern spüren im Regelfall instinktiv mit ihren Kindern, wissen ganz genau, wie es ihnen geht und was sie brauchen.

Die Neurowissenschaftlerin Tania Singer ist Direktorin der Abteilung Soziale Neurowissenschaft am Max-Planck-Institut für Kognitions- und Neurowissenschaften in Leipzig. Die Professorin erklärt, dass Mitgefühl und Empathie durch Übungen wie eine tägliche zehnminütige Meditation verstärkt werden können. Nach Experimenten über wenige Wochen wären bereits sogar Veränderungen im Hirnscanner sichtbar.

Solche Wirkungen haben sich in amerikanischen Untersuchungen mit tibetischen Mönchen bestätigt, die mehr als 10 000 Stunden eine besondere Meditationsform des Mitgefühls praktiziert haben. Bei diesen konnte wesentlich mehr Aktivität in den Hirnarealen nachgewiesen werden, die den Gefühlen zugeordnet sind, als bei den Menschen in der Kontrollgruppe, die keine ähnliche Übung in den Alltag integriert hatten.

Sehr empathische Menschen sind oft selbst auch glücklicher. Offenbar macht es glücklich, emotional mit anderen Menschen verbunden zu sein, wobei es gerade für Menschen, die gut mit anderen mitfühlen können, wichtig ist, darauf zu achten, dass die Gefühle nicht in Richtung Mitleid gehen. Niemand hat etwas davon, wenn andere mitleiden. Ein echtes Mitgefühl dagegen gibt anderen Hilfe und Kraft, aus dem eigenen Leiden herauszukommen.

Liebe zu sich selbst

Mitgefühl heißt auch Mitgefühl und Liebe für sich selbst. Indem wir besser spüren lernen, was wir wirklich brauchen, wie viel Aktivität und Belastung noch für uns gut ist und wann wir eher Ruhe und Gelassenheit brauchen, sodass auch krankmachender Stress reduziert werden kann.

Das Gift der dunklen Gefühle

Für ein gut funktionierendes viertes Chakra lohnt es sich auch, einmal zu prüfen, inwieweit wir noch belastende Gefühle wie alte Wut, Groll, Vorwürfe oder Nicht-verzeihen-Können in uns tragen. Für unsere eigene Gesundheit ist es enorm wichtig, erlittene Traumata zu bearbeiten. Wer dies nicht schafft, bleibt in den alten Wunden stecken und dreht sich im Kreis um die oft weit zurückliegenden Kränkungen. Und schadet sich selbst – seelisch und körperlich. So ist es oft wichtig, Menschen, die einem irgendwann im Leben etwas angetan haben, zu verzeihen. Das bedeutet nicht, die Ereignisse zu vergessen oder gutzuheißen. Das Vergeben führt aber dazu, dass man die dunklen Gefühle von Groll und Vorwurf hinter sich lassen und selbst freier leben kann.

Sehr eindrucksvoll konnten wir diesen Schritt in Nelson Mandelas Geschichte verfolgen. Nach seiner Freilassung aus dem Gefängnis hat er bewusst den Hass auf seine Feinde hinter sich gelassen, um – teilweise gerade mit diesen Feinden – eine neue Zukunft für sein Land zu gestalten. Auch dadurch ist er einer der größten Vorbilder der heutigen Zeit geworden.

Wie reagiert der Körper?

Körperliche Störungen in diesem Chakrabereich können sich zeigen als Herzprobleme (Herzrhythmusstörungen, Herzinfarkt), Lungenembolie, Lungentumore, chronische Bronchitis, Asthma, Probleme in der Brustwirbelsäule oder Brustkrebs.

Reflexionen zum vierten Chakra

- *Kann ich mich für andere öffnen, ihnen zuhören und sie gut verstehen?*
- *Weiß ich, wie es Menschen in meinem Umfeld wirklich geht?*
- *Wann habe ich das letzte Mal jemandem gesagt, wie wichtig er oder sie für mich ist?*
- *Kann ich über meine Gefühle reden?*
- *Wie gut spüre ich, was ich selbst brauche und wo meine Grenzen verlaufen?*
- *Gibt es in meinem Leben jemanden, dem ich verzeihen möchte oder könnte?*

Das fünfte Chakra

Dieses Chakra, bei dem es vor allem um Kommunikation und Ausdruck geht – nicht nur um die Kommunikation mit der Umwelt, sondern auch um die innere Kommunikation mit sich selbst –, befindet sich im Halsbereich. Es geht um die Fähigkeit, entscheidende Dinge auszusprechen. Und um die Fähigkeit, wirklich zuhören zu können.

Hier geht es auch um *das* Wort. Das, was unbedingt gesagt werden möchte. Was so wesentlich ist, dass es nicht verschwiegen werden kann oder darf. Was die Welt erfahren muss. Woran man selbst ersticken zu müssen fürchtet, wenn es nicht gesagt wird. Oder was eine bestimmte Person dringend hören muss. Vielleicht sogar das lebensverändernde Wort für jemand anderen. Ein Wort, das Mut macht oder aufrüttelt, jemanden auf den richtigen Weg bringt. Wobei man natürlich immer gut für sich selbst prüfen muss, ob es sich um ein entscheidendes Wort für jemanden handelt oder ob es eher eine unerwünschte Einmischung oder Wichtigtuerei ist.

▪ *»Ein Tritt in den Hintern«*

Vor Kurzem kam ein Bekannter zur Behandlung wegen eines körperlichen Problems. Schnell wurde aber klar, dass eine große innere Entscheidung anstand, ja, eigentlich sogar die Entscheidung, ob dieses Leben in der aktuellen Lage noch wirklich lebenswert sei oder nicht. Und dass es nicht gut weitergehen kann, wenn nicht wirklich klare Schritte in Richtung einer grundlegenden Veränderung gegangen werden.

Da wir uns gut kennen, wagte ich es, sehr deutliche

Worte auszusprechen und ihn mit meiner persönlichen Einschätzung zu konfrontieren.

Einige Wochen später rief er an und sagte: »Um ganz ehrlich zu sein, deine Worte waren ein Tritt in den Hintern für mich, und ich musste erst schwer schlucken. Aber ich danke dir dafür. Diese Worte haben mich aus meiner Lethargie aufgerüttelt, und ich packe jetzt mein Leben neu an.«

Es geht aber nicht nur um das Wort an andere oder für andere. Es geht um alles, was wir uns selbst nicht eingestehen, wo wir uns in die Tasche lügen, etwas schönreden, was nicht mehr gut ist. Nicht mutig genug sind, der Wahrheit ins Auge zu schauen.

Manchmal geht es auch um das Verschweigen von entscheidenden Ereignissen, die allein aber schwer zu tragen sind. Sexueller Missbrauch kann auf jeden Fall zu den Traumata führen, die oft ein Leben lang verschwiegen werden. Vor allem, wenn er in der engen Familie stattgefunden hat. Und das Kind vielleicht sogar den Versuch unternommen hat, mit einem anderen Familienmitglied oder einer anderen Person darüber zu reden, und nicht ernst genommen wurde – oder wenn ihm gar selbst die Schuld für das Geschehene zugewiesen wurde. Worte für ein so belastendes Erlebnis zu finden, muss nicht heißen, es öffentlich zu machen, sondern vielleicht eine geschützte therapeutische Form für eine Aussprache zu finden.

Logopäden berichten, dass Kinder, die in ihrer Sprachentwicklung verzögert oder gestört sind, oft Traumatisches erlebt haben, für das sie keine Worte finden oder was gar nicht ausgesprochen werden darf. Manchmal waren sie zu klein, als das Ereignis geschah, manchmal können sie es einfach nicht einordnen. Aber häufig haben andere oder auch sie selbst sich verboten, darüber zu sprechen, zum Beispiel wenn es die Familie auseinanderreißen würde, es zu einer Trennung der Eltern führen könnte oder die Kinder eventuell aus der Familie herausgeholt würden. Oft – aber natürlich nicht immer – geht es dabei um Gewalt, sexuelle Übergriffe, Drogenmissbrauch, Alkoholismus in der Familie oder Vernachlässigung der Kinder.

Das Verschweigen wichtiger Informationen schlägt sich aber körperlich nieder. Und natürlich nicht nur als Sprachstörung, das Erlebte schadet auch in anderen Lebens- und Körperbereichen.

■ *»Jetzt kann ich leichter leben!«*

Erlebnisse, die »nicht hätten geschehen dürfen«, können noch viele Jahre nachwirken.

Maria B. war vor mehr als fünfzig Jahren im Alter von 21 Jahren nach einer kurzen Liebesaffäre schwanger geworden. Eine Ehe mit dem Kindesvater war undenkbar, als alleinerziehende Mutter zu leben damals auch. Außerdem hatte sie gerade eine Berufsausbildung angefangen, die sie unter keinen Umständen abbrechen wollte. Unter denkbar erniedrigenden Umständen wurde eine illegale Abtreibung durchgeführt. Danach wollte sie das alles nur noch vergessen.

Als sie später ihren zukünftigen Ehemann kennenlernte, erzählte sie ihm nichts von dieser Schwangerschaft, denn die Abtreibung war für sie mit Schuld und Schande verbunden.

Sie suchte in meiner Praxis Hilfe, weil sie sehr häufig über Unterleibsbeschwerden unterschiedlichster Art klagte. Auch solche, die jetzt – schon lange nach dem Ende der Wechseljahre – überhaupt nicht mehr zu erklären waren. Beim gemeinsamen Hineinspüren in die betroffenen Körperstellen wurde ihr schlagartig klar, wie sehr die abgebrochene Schwangerschaft immer noch psychisch in ihr arbeitete und in Form von Schmerzen und anderen Beschwerden erkennbar und spürbar wurde.
Wir arbeiteten über Monate energetisch und im Gespräch an dem Trauma der Abtreibung, an dem jahrzehntelangen Verschweigen und an der nicht ausgelebten Trauer über das verlorene Kind. Sie konnte ihrem Mann endlich von allem berichten. Mit der Zeit gingen die körperlichen Beschwerden zurück, aber noch viel wichtiger war – wie sie es selbst ausdrückte –: »Jetzt kann ich leichter leben.«

Tiefe persönliche Wahrheiten

Auf einer viel tieferen Ebene geht es manchmal auch um eine ganz große innere Wahrheit. Diese wird für jede Person anders aussehen und eine andere Dringlichkeit haben. Aber jeder, der eine solche Wahrheit in sich trägt, weiß, wie es sich anfühlt. Und wie schwer es ist, darüber mit anderen zu sprechen. Und dennoch steht es manchmal an, erste zarte Worte dafür zu finden.

Die eigene Persönlichkeit durch Sprache ausdrücken

Manche Kinder leben in zwei oder gar drei Sprachen, was in einer stabilen Umgebung kein Problem ist. Wenn aber große Unsicherheiten in der Familienkonstellation oder der gesellschaftlichen Zugehörigkeit vorhanden sind, fühlen die Kinder sich oft in keiner Sprache wirklich zu Hause. Manche reagieren dann mit Sprachstörungen. Andere lernen weder die eine noch die andere Sprache wirklich gut und verlieren dadurch viel von ihrer Ausdrucksfähigkeit.

Auch Einwanderer berichten, wie schmerzhaft es sein kann, sich in der neuen Sprache nicht so ausdrücken zu können, wie man möchte. Oder wenn gar in der neuen Sprache entscheidende Worte fehlen, sodass tiefe Empfindungen zu oberflächlich beschrieben werden müssen. Je sprachgewandter ein Mensch in der ursprünglichen Sprache war, desto schmerzhafter ist der Wechsel in eine neue.

Träume werden Wirklichkeit

Ein wichtiger Bereich des fünften Chakras ist es auch, eigene Vorstellungen und Träume Wirklichkeit werden zu lassen, indem wir sie aussprechen und somit als Worte in die Welt bringen. Der erste Satz des Johannesevangeliums lautet bezeichnenderweise: »Im Anfang war das Wort« – aus diesem Beginn ist alles entstanden. Das Gleiche gilt, wenn wir Entscheidungen treffen. Diese werden ja in irgendeiner Form ausgedrückt – ob mündlich, schriftlich oder als klarer Gedanke. Wenn eine Entscheidung eine klare Ausdrucksform findet, geht man auch eine Verpflichtung sich selbst gegenüber ein, und die weiteren Schritte können leichter folgen.

Außerdem befindet sich das fünfte Chakra sozusagen zwischen dem Herzen (viertes Chakra) und dem Verstand (sechstes Chakra). Für eine klare und gute Entscheidung und ein deutliches Wort müssen Herz und Verstand im Einklang sein.

Vielleicht kennen Sie aus Ihrem eigenen Leben eine entscheidende Situation, in der Sie sich beispielsweise getraut haben, eine lang gehegte Absicht, einen Traum oder einen Plan in Anwesenheit anderer Menschen auszusprechen. Und ab diesem Zeitpunkt fingen Dinge an zu geschehen, die das Vorhaben begünstigt haben. Auf einmal waren die richtigen Menschen an den richtigen Stellen, gingen unerwartete Türen auf oder bekam man »zufällig« genau die entscheidende Information mit.

In meinen Seminaren arbeiten wir viel mit solchen »Manifestationsaussprachen«, weil sie eine besonders große Kraft haben, gerade wenn sie in der Gruppe ausgesprochen werden. Das bedeutet konkret, sich darüber klar zu werden, was genau entstehen soll, und einen Satz für dieses Vorhaben oder diesen Wunsch zu finden, der sich absolut stimmig anfühlt und anhört. Man kann es vielleicht vergleichen mit einer Geburt – durch das Wort kommt das neue »Kind« auf die Welt und kann anfangen, zu wachsen und selbstständig zu werden. Und wenn das Wort und der neue Schritt körperlich und energetisch in die eigene Person integriert werden, geschehen manchmal wahre Wunder.

- ***Auch »unrealistische« Träume können erfüllt werden***

Vor ein paar Jahren habe ich mich getraut, meine tiefsten Träume für die eigene Zukunft vor anderen Menschen in einer kleinen Gruppe auszusprechen. Ich war dabei fast etwas verschämt, denn die Vorstellungen kamen mir maßlos übertrieben und absolut unrealistisch vor. Dennoch habe ich es gewagt, sie auszudrücken und dabei auch sehr konkret in die Vorstellung hineinzugehen, dass diese Träume tatsächlich eines Tages Wirklichkeit werden könnten. Anschließend habe ich alles aufgeschrieben, aber nach einiger Zeit vergessen.
Kürzlich suchte ich in alten Unterlagen etwas und fand dabei zufällig auch die Notizen von damals. Beim Durchlesen war ich mehr als überrascht, denn alle - wirklich alle - Träume und Vorstellungen waren längst in Erfüllung gegangen. Ohne diese alten Notizen hätte ich nicht mehr gewusst, dass die aktuelle Wirklichkeit mir vor wenigen Jahren noch völlig utopisch erschienen war.

Zeit und Lebensrhythmus

Das Gefühl für Zeit, Rhythmus und Zyklen soll stark von der Schilddrüse beeinflusst sein, die ja auch den Rhythmus für die Auf- und Abbauprozesse des Stoffwechsels regelt. Bei einer Schilddrüsenunterfunktion finden diese Prozesse zu langsam statt, und der betroffene Mensch wird in seinen Handlungen und Gedanken behäbiger. Bei einer Schilddrüsenüberfunktion ist es genau umgekehrt. Man wirkt dann eher hektisch und ungeduldig. So gehören zum fünften Chakra auch die Fragen nach Zeit und Rhythmus. Lebe ich in einem für mich richtigen Rhythmus? Wie gehe ich mit Zeit um?

Wie reagiert der Körper?

Körperliche Beschwerden in diesem Chakrabereich können sich zeigen als Probleme mit der Halswirbelsäule, den Schultern, der Schilddrüse, dem Hals und den Atemwegen, dem Kiefer und den Zähnen.

Reflexionen zum fünften Chakra

- *Gibt es entscheidende Dinge in meinem Leben, die ich nicht ausspreche? Warum nicht?*
- *Spielen Geheimnisse eine große Rolle in meinem Leben?*
- *Bin ich eher eine leise, zurückhaltende Person? In welchen Situationen werde ich sehr still?*
- *Spreche ich so, dass Menschen zuhören?*
- *Bin ich mit dem Rhythmus in meinem Leben einverstanden?*
- *Welcher Traum soll in meinem Leben Wirklichkeit werden?*

Das sechste Chakra

Dieses Chakra befindet sich in der Mitte der Stirn und umfasst große Teile des Gehirns.

Hier ist der Sitz von Intellekt und mentalen Fähigkeiten. Hier denken wir nicht nur nach, sondern schätzen auch unsere Gedanken und Meinungen ein. Wir bewerten darüber hinaus uns selbst und andere als Personen. Wir sind in der Lage, aus unseren eigenen Erfahrungen und aus den Erfahrungen anderer etwas zu lernen. Es geht hier zusätzlich auch darum, den größeren Sinn in Ereignissen zu sehen – ein Stück weit von den eigenen Emotionen und den ersten Reaktionen zurückzutreten und aus einer distanzierteren Perspektive neu auf eine Situation zu schauen.

▪ *Neue Einsichten zulassen*

Ruth K. durchlebte gerade eine schwere Trennung von ihrem Mann. Dabei hat es sie zusätzlich sehr verletzt, dass der engste Freundeskreis des ehemaligen Paares sich deutlich von ihr abwandte und für ihren Gatten Partei ergriff. Sie konnte es erst nicht verstehen und versuchte klärende Gespräche mit den Freunden zu führen, aber ohne Erfolg.

Während eines langen Spaziergangs kam sie etwas zur Ruhe und ließ sich die ganze Situation noch einmal durch den Kopf gehen. Dabei wurde ihr auf einmal klar, in welcher Not die Freunde waren. Es waren ursprünglich die Jugendfreunde des Ehemanns gewesen, und jetzt fühlten sie sich wahrscheinlich verpflichtet, dem ältesten Freund gegenüber Loyalität zu zeigen und ihn zu stärken. Und in ihrer Vorstellung ging das nur, indem sie von Ruth Abstand nahmen.

Das Entscheidende für Ruth in dieser Situation war, dass sie diese Not auf einmal ganz tief verstand und nachempfinden konnte, obwohl sie ja gegen sie gerichtet war – und sie dies auch nicht unbedingt gutheißen konnte. Danach wurde es aber viel leichter, mit dem Verlust der Freunde umzugehen.

Die ganz besondere Kreativität

Ein gut funktionierendes sechstes Chakra befähigt uns zu einer außergewöhnlichen Kreativität. Auch im zweiten Chakra geht es um die Schaffenskraft. Im sechsten erreicht sie aber eine vollkommen neue Stufe. Jeder Künstler kennt den Unterschied. Hier werden die künstlerischen Impressionen in einem höheren Maße »geschenkt«, kommen fast von allein, sind oft überraschend und manchmal visionär. Das gilt nicht nur für die klassischen Kunstrichtungen, sondern für alles bahnbrechend Neue – seien es neue Gedanken, gesellschaftliche Strukturen oder gar Produkte. Denken wir beispielsweise an die Erfindung von weltverändernden Geräten und Einrichtungen wie dem Telefon, dem Flugzeug oder dem Internet. Die konkreten Realisationen sind oft nicht nur durch logisches Nachdenken entstanden, sondern die Idee kam vielfach quasi »von allein« und wurde dann durch handfeste Entwicklungsschritte in wirkliche Produkte verwandelt.

Das Dritte Auge

So wird das Dritte Auge dem sechsten Chakra zugeordnet – mit der Fähigkeit zu intuitiven Einsichten und visionärem Denken. Aber im Gegensatz zum dritten Chakra mit dem »Bauchgefühl« geht es hier um intuitive Einsichten, die nicht meinen persönlichen und manchmal egoistischen Bedürfnissen gelten, sondern eher in eine visionäre oder zumindest selbstlose Richtung gehen. Das Dritte Auge ist oft auch eine Hilfe, wenn es heißt, zu erkennen, was Klienten fehlt oder was hinter ihrer Krankheit stecken könnte. (Mehr zu diesem Thema finden Sie im Abschnitt über die intuitive Wahrnehmung.)

Wie reagiert der Körper?

Körperliche Beschwerden in diesem Chakrabereich können sich zeigen als Probleme mit der Haut, den Augen, den Ohren, der Nase oder den Nebenhöhlen, teilweise auch als neurologische Probleme, als Konzentrations- oder Lernschwierigkeiten.

Reflexionen zum sechsten Chakra

- *Kommt es häufiger vor, dass ich etwas »weiß«, was ich nicht wissen kann? Habe ich Vorahnungen, bevor Ereignisse eintreten?*
- *Geht es dabei auch um Ereignisse, die mich nicht persönlich betreffen?*
- *Wie schnell schätze ich die Persönlichkeit von Menschen so präzise ein, dass ich hinterher über mich selbst staune?*
- *Habe ich eine große und klare Sensibilität für andere Menschen?*
- *Weiß ich manchmal »einfach so«, was eigentlich los ist?*
- *Gelingt es mir, die eigene Situation mit etwas Abstand zu betrachten und dadurch neu einzuschätzen?*

Das siebte Chakra

Dieses Chakra befindet sich ganz oben am Scheitel der Schädeldecke und steht für die Verbindung zu einer höheren Dimension. Hier gehen wir in unserem Bewusstsein über uns selbst als irdische Wesen hinaus und in die spirituelle Welt hinein. Hier erleben wir die transzendente Dimension des

Lebens. Hier kann ein Gebet stattfinden, wir können um Hilfe und Begleitung bitten. Hier können wir all das »in andere Hände geben«, was wir selbst gerade nicht zu bewältigen vermögen. Es geht aber auch darum, dem Leben zu vertrauen. Darum, das größere System und die Zusammenhänge zu erkennen oder zumindest zu erahnen. Und sich vertrauensvoll diesen größeren Zusammenhängen hinzugeben.

Es ist nicht immer leicht, zwischen den Wahrnehmungen des sechsten und des siebten Chakras klar zu unterscheiden, denn hier findet oft eine Wechselwirkung statt.

Wie reagiert der Körper?

Körperliche Beschwerden in diesem Chakrabereich können sich zeigen als unterschiedliche neurologische Probleme, wobei auch hier die Abgrenzung zu den Störungen des sechsten Chakras schwer ist. Viele Funktionen betreffen beide Energiezentren.

Wenn das siebte Chakra nicht gut arbeitet, können Gefühle entstehen, wie »abgeschnitten« und »nicht verbunden zu sein«. Manche Depressionen oder chronische Erschöpfungszustände, die keine körperlichen Ursachen haben, können vom siebten Chakra beeinflusst werden – gelegentlich auch das Empfinden, das Leben hätte keinen Sinn.

Reflexionen zum siebten Chakra

- *Habe ich Grundvertrauen?*
- *Kann ich Verantwortung in bestimmten Situationen oder*

bei bestimmten Problemen auch mal abgeben oder muss ich die Dinge immer selbst kontrollieren?

- *Spielt die Spiritualität eine zentrale Rolle in meinem Leben?*
- *Wie lebe ich meine Spiritualität?*
- *In welchen Situationen brauche ich für mich eine spirituelle Anbindung?*
- *Wo hadere ich mit meiner eigenen Spiritualität und warum?*

Nebenchakren – Hand- und Fußchakren

Außer den besprochenen sieben Chakren gibt es wie gesagt weitere Energiezentren, die außerhalb des Körpers liegen und auf die ich in diesem Buch nicht eingehen werde. Auch gibt es eine große Zahl von Nebenchakren. Für uns sind vor allem die Fuß- und Handchakren von Bedeutung.

Die Fußchakren befinden sich in der Mitte der Fußsohlen. Bei den vorbereitenden Übungen für die Arbeit mit Therapeutic Touch sorgen sie für die Energieaufnahme über die Füße. Entscheidend ist auch die Erdung über die Fußchakren – sowohl für den Behandler als auch für den Klienten. Es wird meist als sehr angenehm empfunden, wenn eine Behandlung mit der Berührung der Fußchakren oder auch der Füße allgemein abgeschlossen wird.

Die Handchakren befinden sich in der Mitte der Handflächen und sind unsere wichtigsten Arbeitswerkzeuge – sowohl für die Aufnahme der energetischen Informationen als auch für das Abgeben von Energie über die Hände.

Übungen zur Stärkung der Chakren

Die ersten beiden Übungen stärken alle Chakren. Danach folgen solche, die besonders bei einzelnen Energiezentren wirksam sind.

ÜBUNG *Farbmeditation*

Legen Sie sich entspannt hin und atmen Sie einige Male tief ein und aus. Fokussieren Sie Ihre Aufmerksamkeit auf das erste Chakra am unteren Ende der Wirbelsäule, zwischen Steißbein und Schambein. Lassen Sie hier eine Vorstellung von der Farbe *Rot* entstehen. Der gesamte Bereich wird in ein feuriges, warmes *Rot* getaucht. Spüren Sie, was diese Farbe an dieser Körperstelle mit Ihren Wahrnehmungen macht. Gönnen Sie sich einige Minuten in diesem »Rot-Zustand«.

Dann gehen Sie mit Ihrer Aufmerksamkeit etwas höher zum zweiten Chakra, ungefähr zwei Fingerbreit unterhalb des Nabels. Wie fühlt es sich jetzt gerade hier an? Lassen Sie nun an dieser Stelle die Farbe *Orange* in Ihrer Vorstellung entstehen. Alles wird in ein leuchtendes, warmes *Orange* getaucht. Was macht es mit Ihnen? Ändern sich Ihre Gefühle? Bleiben Sie auch hier ein bis zwei Minuten.

Anschließend gehen Sie mit Ihrer Aufmerksamkeit zum dritten Chakra im Solarplexusbereich. Was empfinden Sie hier? Lassen Sie diese Stelle in einem strahlenden *Gelb* leuchten. Spüren Sie, was diese Farbe mit Ihnen macht. Vergleichen Sie kurz den Unterschied zu den beiden bisherigen Chakren.

Nach wenigen Minuten gehen Sie wieder etwas höher zum vierten Chakra im Herzbereich. Wie fühlt es sich hier an? Lassen Sie dann hier ein kräftiges *Grün* sich entfalten und spüren

Sie einige Minuten nach, wie es Ihre Wahrnehmung verändert. Welche Gefühle entstehen? Welche inneren Bilder kommen? Kommen Ihnen bestimmte Personen in den Sinn?

Im Halsbereich gehen Sie zum fünften Chakra. Wie ist der Zustand im Hals? Lassen Sie dann ein tiefes *Blau* entstehen und spüren Sie die Veränderung.

In der Mitte der Stirn spüren Sie das sechste Chakra. Hier lassen Sie die Farbe *Violett* entstehen und genießen einige Minuten lang die Wirkung.

Am Ende gehen Sie zum Scheitel – zum siebten Chakra. Hier lassen Sie die Farbe *Weiß* entstehen und lassen die neue Leichtigkeit einige Minuten wirken.

Lassen Sie ganz zum Schluss Ihre Aufmerksamkeit vom unteren Ende der Wirbelsäule aus nach oben bis zum Scheitel in eine langsame fließende Farbbewegung gleiten. *Rot–Orange–Gelb–Grün–Blau–Violett–Weiß*. Wiederholen Sie diesen letzten Schritt, sooft Sie wollen und es Ihnen guttut.

ÜBUNG *Der Katzenbuckel*

Diese Übung kennen wir aus dem klassischen Gymnastikunterricht. Sie regt alle Chakren an und tut außerdem der gesamten Wirbelsäule gut. Gehen Sie in den Vierfüßlerstand; die Knie und die Handflächen berühren den Fußboden. Die Wirbelsäule befindet sich parallel zum Boden. Beim Einatmen lassen Sie den Rücken nach unten sacken, sodass sich eine kleine Wölbung bildet. Der Kopf schaut leicht nach oben. Beim Ausatmen neigt sich der Kopf leicht nach unten, und die Wirbelsäule bildet einen Bogen – wie einen Katzenbuckel. Wechseln Sie für einige Minuten langsam und genussvoll zwischen diesen beiden Positionen. Zum Schluss legen Sie sich auf den Boden und entspannen einen Moment.

ÜBUNG *Das erste Chakra stärken*

Um das erste Chakra zu stärken, ist eine körperliche Aktivität sinnvoll. Alle Bewegungsarten, die viel für Füße, Beine und Becken tun, aktivieren auch das erste Chakra. Zum Beispiel lange Spaziergänge, Radfahren, Schwimmen und Tanzen. Das erste Chakra ist besonders wichtig für die Energieversorgung des Körpers. Wenn es nicht gut arbeitet, können die weiteren Chakren auch nicht ihre volle Kraft entfalten. Deshalb finden Sie hier besonders viele Übungsvarianten.

Fersenschritte

Die Fersen aktivieren das erste Chakra in einem besonderen Maß. Gehen Sie eine Weile im Raum umher und stampfen Sie dabei nur mit den Fersen fest auf den Boden. Dabei machen Sie mit tiefer Stimme stoßartige Töne (zum Beispiel »Huh« oder »Hai«) im Rhythmus der Schritte, sodass es fast an traditionelle Indianertänze erinnert.

Handballen

Eine ähnliche Wirkung können die Handballen auslösen. An dieser Stelle wiederholt sich auch das erste Chakra. Im Stehen oder Sitzen schlagen Sie beide Handballen etwa eine Minute lang gegeneinander. Beobachten Sie dabei, wie Sie sich fühlen.

Diese Übung lässt sich fast überall durchführen und ist ein gutes Mittel, schnell für die eigene Erdung zu sorgen. Zum Beispiel wenn der Stress überhandnimmt, gerade etwas Aufregendes passiert ist oder Sie einfach Mühe haben, sich zu konzentrieren und sich auf eine Aufgabe zu fokussieren.

In die Hocke gehen

Stellen Sie sich in einen breiten Stand hin. Die Füße zeigen dabei schräg nach außen. Die Beine sind so weit wie möglich auseinander. Gehen Sie dann, so tief Sie können, in die Hocke. Und bleiben Sie so lange in dieser Position wie möglich. Der Rücken ist gerade, und die Arme hängen ganz entspannt und locker herab. Es ist ein gutes Zeichen, wenn die Beine nach einer Weile zu vibrieren anfangen. Sollte Ihnen diese Übung gar nicht anstrengend oder schwer erscheinen, müssen Sie noch tiefer in die Hocke gehen. Durch die Aktivierung der Beinmuskeln wird das erste Chakra effektiv gestärkt.

Warme Fußbäder

Alles, was die Durchblutung der Füße anregt, ist auch gut für das erste Chakra. Eine Möglichkeit sind warme Fußbäder mit einer anschließenden Fußmassage. Gönnen Sie sich dabei noch ein besonders wärmendes Öl für die Massage und widmen Sie sich Ihren Füßen intensiv und mit Hingabe.

Die Erde spüren

Setzen Sie sich auf den Boden oder auf einen Stuhl. Atmen Sie einige Male tief ein und aus. Stellen Sie sich vor, Sie seien von unten und von den Seiten bis zum Bauchnabel von feuchtwarmer dunkler Erde umgeben. Nehmen Sie den ganz besonderen Geruch der Erde wahr und spüren Sie die Erde auf der Haut. Bei jedem tiefen Atemzug nehmen Sie das Gespür der Erde in sich auf. Vielleicht fühlen Sie die besondere Schwere, die dabei entstehen kann.

Schließlich geben Sie beim Ausatmen das Erdgefühl wieder bewusst ab, und eine neue Leichtigkeit darf entstehen. Atmen Sie einige Minuten mit dieser Vorstellung.

Wurzeln wachsen lassen

Stellen Sie sich vor, Sie würden an einem schönen Sommerabend an den Strand gehen. Sie sind ganz allein und hören nur sanfte Wellen gegen den Strand schlagen. Von hier aus können Sie die langsam untergehende Sonne gut sehen. Spüren Sie den noch warmen Sand unter Ihren Füßen. Die Sonne wird nach und nach zu einer leuchtend roten Kugel. Tauchen Sie ganz ein in dieses wunderschöne Rot und stellen Sie sich dabei vor, aus Ihren Füßen würden lange Wurzeln tief in den Sand und in die Erde hineinwachsen.

ÜBUNG *Das zweite Chakra stärken*

Leuchtende Kugel

Legen Sie sich entspannt hin. Spüren Sie ins Becken hinein. Stellen Sie sich vor, es gäbe eine kleine leuchtende Kugel mitten in Ihrem Becken. Diese Kugel leuchtet in einem warmen Orangeton. Bei jedem Einatmen wird die Kugel ein wenig größer und strahlt noch intensiver. Beim Ausatmen behält sie ihre Größe und Intensität bei. Beim nächsten Einatmen wächst sie noch ein Stück – bis sie das gesamte Becken ausfüllt und dieses hell erleuchtet. Nehmen Sie sich einige Minuten Zeit dafür. Spüren Sie dann nach, wie das Becken sich jetzt anfühlt. Nehmen Sie dieses Gefühl mit in die anstehenden Alltagsaktivitäten.

Drehübung

Auch diese Übung haben Sie vielleicht schon in einer Gymnastikstunde kennengelernt, aber nicht unbedingt erfahren, dass sie auch gut für das zweite Chakra ist.

Legen Sie sich auf den Rücken. Winkeln Sie die Beine an und stellen Sie die Füße am Boden auf. Legen Sie die Arme waagerecht zu beiden Seiten mit den Handflächen nach oben. Drehen Sie den Kopf nach rechts und die Beine gleichzeitig nach links. Wenn Sie es schaffen, legen Sie Knie und Beine ganz am Boden ab. Wenn es nicht geht, machen Sie diese Bewegung so weit, wie es eben möglich ist. Danach drehen Sie sich in die andere Richtung. Der Kopf geht nach links, und die Beine gehen nach rechts. Wiederholen Sie diese Übung circa fünf Minuten lang, während Sie tief ein- und ausatmen.

ÜBUNG *Das dritte Chakra stärken*

Atemübung 1

Atmen Sie ganz tief in den Oberbauch hinein. Wenn Sie danach ausatmen, achten Sie darauf, dass die gesamte Luftmenge den Körper verlässt. »Übertreiben« Sie dabei ruhig ein wenig und atmen Sie bewusst viel mehr aus als beim normalen Atmen.

In der nächsten Stufe dieser Übung atmen Sie wieder tief in den Unterbauch ein, und beim Ausatmen ziehen Sie den Bauchmuskelstrang so weit wie möglich in Richtung Wirbelsäule und zum Herzen hinein. Halten Sie die Luft in dieser Position kurz an und atmen Sie danach wieder tief ein. Wiederholen Sie diese Übung mindestens zehnmal.

Atemübung 2
Atmen Sie tief ein. Das Ausatmen erfolgt danach in kleinen Stoßatmungen, bis die Lungen ganz leer sind. Atmen Sie danach wieder normal tief ein und wieder in kurzen Stößen aus. Wiederholen Sie diese Übung circa zwei Minuten lang. Sollte es Ihnen schwindelig werden, machen Sie eine kurze Pause und atmen Sie normal weiter.

ÜBUNG *Das vierte Chakra stärken*

Die Herzenergie ist entscheidend für die energetische Arbeit. Eine tägliche Übung für diesen Bereich ist grundsätzlich sehr empfehlenswert, im besonderen Maße aber vor Behandlungen.

Entspannung der Brustwirbelsäule
Stellen Sie sich hin. Legen Sie beide Handflächen auf den Brustkorb. Strecken Sie dann den linken Arm waagerecht nach links, während die rechte Hand auf dem Brustkorb liegen bleibt. Die Finger sind geschlossen. Drehen Sie den Oberkörper so weit wie möglich nach links und bewegen Sie den linken Arm mit. Der Blick richtet sich dabei auf die Fingerspitzen der linken Hand. Wenn Sie ihn nicht weiterdrehen können, halten Sie kurz inne, atmen Sie noch einmal tief ein und aus und drehen Sie den Oberkörper danach zurück zur Mitte. Legen Sie beide Handflächen wieder auf den Brustkorb.

Anschließend wiederholen Sie diese Übung in der anderen Richtung. Die linke Hand bleibt auf dem Brustkorb liegen. Der rechte Arm wird waagerecht nach rechts ausgestreckt, und der Oberkörper dreht sich – mit dem Arm – so weit wie möglich nach rechts. Atmen Sie tief ein und aus, bevor Sie den rechten

Arm und den Oberkörper wieder zurück zur Mitte führen. Wiederholen Sie diese Übung mindestens fünfmal zu jeder Seite.

Den Brustkorb öffnen

Stellen Sie sich hin. Legen Sie Ihre Handflächen vor dem Hals aufeinander. Die Fingerspitzen zeigen nach oben. Öffnen Sie dann die Arme langsam in dieser angewinkelten Position und bewegen Sie die Arme so weit wie möglich in einem Bogen nach hinten, sodass die Schulterblätter aufeinander zugehen. Die Handflächen zeigen jetzt nach vorn. Halten Sie diese Spannung circa zehn bis zwanzig Sekunden und bewegen Sie die Arme danach nach vorn, bis die Handflächen wieder zusammenkommen. Wiederholen Sie diese Übung zehnmal.

Herzblüte

Setzen Sie sich hin. Der Rücken ist gerade, aber entspannt. Die Füße berühren den Boden. Die Hände liegen auf dem Schoß oder hängen locker an den Seiten herunter. Stellen Sie sich eine Blütenknospe in Ihrem Herzen vor. Vielleicht haben Sie eine Lieblingsblume, an die Sie jetzt denken können? Während Sie für einige Minuten tief ein- und ausatmen, öffnet sich die zuerst geschlossene Blüte immer mehr – bis sie sich am Ende in eine wunderschöne geöffnete Blüte verwandelt hat.

Der Zauberstab

Nehmen Sie Ihr Herz wahr. Wie fühlt es sich gerade an? Stellen Sie sich vor, von irgendwoher würde ein Zauberstab erscheinen und wäre jetzt in der Lage, den aktuellen Zustand Ihres Herzens zu verändern. Wo auch immer Sie gerade sind, wie auch immer Sie sich fühlen. Der leuchtende Zauberstab bewegt sich auf Ihr Herz zu und zaubert dort alles hinein, was Sie gerade brauchen. Liebe, Zuversicht, Hoffnung, Ruhe, Geborgenheit, Gehalten- und Getragensein ... Was verändert sich dadurch? Wie fühlen Sie sich jetzt?

Die Farbe des Mitgefühls
Erinnern Sie sich an eine Situation, in der Sie für eine andere Person ein tiefes Mitgefühl gespürt haben. Spüren Sie in Ihren Körper hinein. Welche Farbe hat das Mitgefühl in Ihnen? Lassen Sie die Antwort spontan kommen, ohne viel nachzudenken. Atmen Sie dann bewusst noch mehr von dieser Farbe ein und verteilen Sie sie überall im Körper, bis sie jede einzelne Zelle erreicht hat. Wie fühlen Sie sich jetzt?

Wenn Sie mögen, können Sie diese Übung auch erweitern auf eine Person, mit der Sie gerade ein wenig Schwierigkeiten haben. Bleiben Sie in Ihrer Farbe des Mitgefühls und nehmen Sie diesen Menschen für einen Moment in den Zustand mit hinein. Was verändert es? Danach dürfen Sie ihn auch bewusst wieder loslassen.

ÜBUNG *Das fünfte Chakra stärken*

Nicken
Diese Übung können Sie im Sitzen oder im Stehen machen. Entspannen Sie Ihre Schultern. Richten Sie den Kopf gerade auf. Drehen Sie jetzt den Kopf sehr, sehr langsam nach links, während Sie kleine Nickbewegungen machen – so weit, wie der Kopf heute nach links gedreht werden kann. Dabei atmen Sie ganz normal weiter. Wenn die Grenze erreicht ist, gehen Sie mit kleinen Nickbewegungen zurück zur Mitte – und dann langsam

alles nach rechts wiederholen. Diese Übung sollte drei bis vier Minuten lang wiederholt werden.

Schildkrötenkopf

Auch diese Übung kann im Stehen oder Sitzen durchgeführt werden. Richten Sie Ihren Kopf gerade auf. Schieben Sie ihn dann mit dem Kinn nach vorn, während der Oberkörper so weit wie möglich in der bisherigen Position bleibt. Diese Bewegung ähnelt der Kopfbewegung von Schildkröten, wenn sie aus ihrem Panzer herausschauen. Anschließend bewegt sich der Kopf zurück in eine normale Position. Wiederholen Sie die Schildkrötenbewegung zehnmal.

»Eeeeh«-Tönen

Atmen Sie tief ein. Beim Ausatmen machen Sie einen lang gezogenen, vibrierenden Ton mit einem »Eeeeh«. Atmen Sie wieder normal tief ein und tönen Sie erneut »Eeeeh« beim Ausatmen. Machen Sie diese Übung mindestens drei Minuten lang.

ÜBUNG *Das sechste Chakra stärken*

Nasenwechselatmung

Halten Sie sich die linke Nasenöffnung zu und atmen Sie ein paar Minuten durch das rechte Nasenloch ein und aus. Dann schließen Sie das rechte Nasenloch und atmen ein paar Minuten durch das linke Nasenloch ein und aus.

Die Sinne stärken

Achten Sie im Alltag bewusst auf die unterschiedlichsten Sinneswahrnehmungen.

Nehmen Sie beispielsweise ein Stück Stoff in die Hand und spüren Sie die Struktur ganz genau. Oder einen Zweig im Wald. Oder irgendeinen Alltagsgegenstand. So als würden Sie ihn zum ersten Mal spüren.

Nehmen Sie eine Rosine in den Mund und schmecken Sie diese Rosine so intensiv wie nie zuvor. Lassen Sie viel Zeit vergehen, bevor Sie die Rosine hinunterschlucken.

Nehmen Sie den Duft einer Pflanze so stark wahr, dass Sie ihn danach ganz genau beschreiben können.

Vielleicht erinnern Sie sich sogar an die Düfte Ihrer Kindheit? Oder die eines bestimmten Ortes? Wie riecht es am Meer oder in den Bergen? Welche Gefühle werden dabei wach?

ÜBUNG *Das siebte Chakra stärken*

Der liebevolle Blick

Setzen Sie sich entspannt hin. Stellen Sie sich vor, dass jemand Sie aus der Ferne sehr liebevoll anschaut. Alles an Ihnen ist in Ordnung – nichts wird bemängelt.

Stellen Sie sich dann vor, dass diese große Liebe von einer unendlichen Quelle etwas oberhalb Ihres Körpers kommt und sie durch eine Öffnung am Scheitel in Ihren Körper hineinfließen kann. Egal wie viel Sie heute davon brauchen, es ist genug da. Bis Sie ganz gefüllt sind und fast überströmen vor Liebe. Legen Sie zum Schluss Ihre Hände über Kreuz auf die Brust und bedanken Sie sich für alles, was Ihnen geschenkt wurde.

ÜBUNG *Tägliche Chakrameditation*

Für diese Übung brauchen Sie nur wenige Minuten. Ich empfehle Ihnen, sie wirklich jeden Morgen durchzuführen. Nach kurzer Zeit werden Sie spüren, wie gut es Ihnen tut.

Sprechen Sie die folgenden Sätze laut oder leise aus. Lassen Sie die Inhalte zu greifbaren Gefühlen und Wahrnehmungen werden, bevor Sie zum nächsten Satz übergehen:

»Ich spüre die Erde unter meinen Füßen, fühle mich mit der großen Gemeinschaft und meinen Ahnen verbunden.

Ich bin mir bewusst, was mich heute als Individuum ausmacht, wo ich eigene Wege gehe und zu mir selbst stehe.

Ich schätze mich als die Person, die ich geworden bin. Ich mache mich nicht klein und vertraue auf meine Stärke.

Ich öffne mein Herz für die Menschen, die heute in meinem Leben sein werden, und bitte um Hilfe, gut mit ihnen umzugehen.

Ich werde heute das sagen, worauf es ankommt.

Ich nehme heute wahr, was als Einsicht oder Inspiration zu mir kommt.

Ich vertraue darauf, dass mich etwas trägt und stärkt, das größer ist als ich.«

WAS IST HEILUNG?

Bei alledem müssen wir uns jedoch auch Gedanken darüber machen, was Heilung überhaupt ist. Nicht immer bedeutet sie nämlich die Beseitigung von Krankheit oder körperlichen Beschwerden. Heilung ist ein viel komplexeres Thema. Manchmal besteht Heilung schon darin, dass ein besserer körperlicher Zustand erreicht wird. Und manchmal noch nicht einmal das. In vielen Fällen ist mit Heilung sogar eher ein seelischer Prozess gemeint – ein »Heil-Werden« im Sinne von »Ganz-Werden«, als Mensch stimmiger mit sich selbst zu werden und die Verbindung mit dem Ureigenen wieder zu spüren. Zu erkennen, worum es in diesem Leben geht. Heilung bedeutet manchmal auch Sterben, so paradox dies klingen mag. Der Heilungsprozess kann schon dadurch eingeleitet werden, dass man sich die Frage stellt, was Heilung für einen selbst bedeutet und wie sie geschehen könnte. Denn ein solcher Prozess ist stets ausgesprochen individuell, er ist immer eine persönliche Aufgabe. Die Verantwortung dafür kann nicht auf andere übertragen werden, weder auf Behandlungsmethoden noch auf Ärzte, Heilpraktiker, Therapeuten oder Heiler. Diese tragen nur mit ihrem kleineren oder größeren Teil an Wissen, Mitteln und Fähigkeiten dazu bei, dass der Patient so gestärkt wird, dass er aus sich heraus gut heilen kann. Insofern heilen wir auch nicht als Therapeutic-Touch-Therapeuten durch das Auflegen der Hände, wir geben lediglich heilsame Impulse.

Eine tief greifende Heilung ist oft auch eine mystische Erfahrung. Es ist immer etwas dabei, was wir nicht verstehen, was wir nur als Geschenk annehmen können. Manche nennen es »Fügung«, »Gnade« oder auch »Wunder«. Denn was letztendlich die vollkommene Heilung bewirkte, kann meist nur bruchstückhaft nachvollzogen werden. Das gilt übrigens manchmal auch für die Schulmedizin.

Heilsame Muster

Wenn wir davon ausgehen, dass eine der Ursachen für Krankheit ein gestörtes Energiemuster im Körper ist, wie kann dann ein heilsames Muster entstehen?

In seinem Buch *Das Geheimnis der Heilung* und im gleichnamigen Dokumentarfilm – in dem er übrigens auch über die Therapeutic-Touch-Methode berichtet – erzählt Joachim Faulstich von dem jungen Cellisten Dominik Polonski, der nach der Diagnose eines Gehirntumors mit vier darauffolgenden Operationen halbseitig gelähmt war. Für die behandelnden Ärzte gab es keinerlei Hoffnung auf eine Genesung. In dieser verzweifelten Lage suchte der Cellist Halt in einem seiner geliebten Musikstücke aus dem »Wohltemperierten Klavier« von Johann Sebastian Bach. Stundenlang hörte er im Krankenhaus über Kopfhörer diese Melodien, die er in seinem MP3-Player auf Dauerwiederholung gestellt hatte. Es wurde Nacht, und irgendwann – so sagte er später – verlor er, »ohne es bewusst wahrzunehmen, seine Grenzen und verschmolz mit der Musik«. Am nächsten Morgen wachte er auf und hatte das eindringliche Gefühl, dass sich etwas geändert hatte und er jetzt das gelähmte Bein wieder bewegen könnte.

Was auch tatsächlich der Fall war. Für die Ärzte war dies vollkommen unerklärlich.

Hat Dominik Polonski seinen ureigenen Takt, seinen inneren Rhythmus wiedergefunden? Niemand kann das beweisen, so wie niemand das Gegenteil beweisen kann. Solchen Fällen kann man nur voller Demut und Ehrfurcht gegenüber stehen.

Zwar ist es inzwischen wissenschaftlich belegt, dass Musik eine heilsame Wirkung haben kann, unter anderem bei Schlafstörungen, hohem Blutdruck, depressiven Zuständen und Burn-out. Auch dass die Musikstücke einiger Komponisten sich offenbar besser eignen als andere – Johann Sebastian Bach und Wolfgang Amadeus Mozart gehören dazu. Spontanheilungen lassen sich dennoch nicht bewusst vorbereiten oder aktivieren. Wir wissen viel zu wenig von den wahrscheinlich unendlich vielen Faktoren, die hier eine Rolle spielen könnten.

Was geschieht während einer energetischen Behandlung und was steckt hinter der Krankheit?

Ein Mensch wird durch ein tiefes Musikerlebnis neu »getaktet«. Geschieht wohl etwas Ähnliches bei einer energetischen Behandlung? Es wird vermutet, dass gesunde und heilsame Informationsmuster während einer solchen Heilsitzung übertragen werden können. Wissenschaftler haben schon erste Testreihen durchgeführt, aber noch ist es zu früh, von wirklichen Beweisen sprechen zu können. Hier dürfen wir gespannt sein auf die weitere Entwicklung.

In der klassischen Schulmedizin setzt man auf Medikamente oder operative Eingriffe. In vielen Fällen ist das goldrichtig und führt schnell zum Erfolg. Auch in Energiebehandlungen kann man oft schnelle Lösungen anbieten. Dann genügt es beispielsweise, die Hand auf eine schmerzende Stelle zu legen, Energie strömen zu lassen, und der Schmerz verschwindet. Ein gesundes Energiemuster ist wiederhergestellt. Aber was ist, wenn es nicht gelingt, eine direkte Lösung für ein Problem in dieser Form zu finden? Was könnte noch dahinterstecken? Warum heilen Menschen nicht?

Bei chronischen Störungen oder langwierigen Krankheiten geht es in meiner persönlichen Arbeit mit Klienten nach dem ersten Energieausgleich und der Stabilisierung des Energiesystems sehr schnell auf die Suche nach dem »Warum«. Was steckt hinter dieser Störung? Welche Erlebnisse, Traumata oder belastende Lebenseinstellungen verhindern oder bremsen eine Heilung? Denn nur Energie hinzuzufügen genügt oft nicht, um auf Dauer frei von körperlichen Beschwerden zu sein. Das »Warum« bedeutet nicht unbedingt, alte Ereignisse wieder ins Bewusstsein zu holen. Sehr oft kann man energetisch im Hintergrund arbeiten und Traumata auflösen, wobei der Klient sie nicht noch einmal bewusst zu durchleben braucht. Manchmal fließen dann plötzlich Tränen, ohne dass die behandelte Person weiß, warum sie gerade weinen muss. Danach fühlt sie sich aber gelöst und befreit.

Konkret kann dieser Schritt in meiner Arbeit so verlaufen: Ich lege meine Hände auf den Körper des Klienten. Dabei mache ich mich innerlich leer, um Raum zu schaffen für die inneren Bilder und Eindrücke, die jetzt kommen können. Oft laufen ganze Handlungsabläufe wie ein Film vor meinem inneren Auge ab, manchmal kommt nur ein Ahnen einer bestimmten Person oder einer Geste, eines Wortes, eines Ereignisses, eines Gefühls. Auch gibt es gelegentlich Informationen wie eine Altersangabe. Wie alt war der Klient, als etwas Entscheidendes geschah, was für die heutige Störung eine Rolle spielen könnte? Ich entscheide spontan, ob unser Vertrauensverhältnis und die Stabilität des Klienten stark genug sind, um gemeinsam in die Tiefe zu gehen. Wenn dies der Fall ist, sage ich, was ich gerade wahrnehme. Wenn nicht, arbeite ich unauffällig im Hintergrund. Aber ich nehme die Klienten lieber mit in diesen Prozess hinein, denn so haben sie das Gefühl, die Schritte mitlenken zu können, und wir merken gemeinsam schneller, wann es nicht mehr stimmt oder wir uns in Nebensächlichkeiten verirrt haben.

▪ *Gehen oder bleiben?*

Eine ältere Frau kam mit einem chronischen Knieschmerz in meine Praxis. Orthopädisch war alles untersucht worden, und seit Jahren hatte sie verschiedene Behandlungen erfahren, aber ohne Erfolg. Ich erklärte ihr, dass ich nicht gezielt das Knie behandeln, sondern ihr gesamtes Energiesystem stärken und ausgleichen würde. Dann könnten wir sehen, ob dabei auch das Knie eine Linderung erführe.

Während ich den Energiefluss anregte und reinigte, tauchte immer wieder das Bild eines mir unbekannten älteren Mannes in meinem Inneren auf. Ich wusste nicht, was es mir sagen sollte. Die Klientin war nicht vertraut mit meiner Art zu arbeiten, also tastete ich mich vorsichtig vor. Ich fragte sie ganz nebenbei, ob sie verheiratet sei. Sie bejahte. Und wie es ihr zurzeit mit ihrem Mann ginge? Sie brach sofort in Tränen aus.

Es folgte dann die Geschichte einer dramatischen, sehr belastenden Ehe mit Rahmenbedingungen, die diese Frau zwangsläufig vor die große Frage »Gehen oder bleiben?« stellten. Wenn sie in der Ehe bliebe, würde zwar die emotional belastende Lebenssituation weiter bestehen, aber sie müsste sich nicht von ihrem Mann trennen, nicht allein zurechtkommen, und sie hätte keine finanziellen Sorgen. War dieser Konflikt der Grund ihrer Knieprobleme? War das Knie sozusagen ein Symbol für das »Weggehenwollen« oder das »Nicht-weggehen-Können«?
Wir sprachen darüber, und es wurde ihr klar, dass sie eine bewusste Entscheidung treffen musste. Nach langem Ringen entschied sie sich einige Monate später für die Trennung, und die Knieschmerzen wurden allmählich besser.

■ *»Allein schaffe ich es nicht!«*

Sandra C. kam mit unerklärlichen, aber immer wiederkehrenden Schwächezuständen in die Praxis. Die 35-jährige Frau arbeitete freiberuflich, nicht ohne Erfolg, aber mit den natürlichen Einkommensschwankungen, die eine selbstständige Existenz mit sich führt. Sie machte einen fröhlichen und stabilen Eindruck. Medizinisch war alles durchgecheckt, ohne Befund. Angeblich war sie kerngesund.
Wir machten uns auf die Suche nach den energetischen Ursachen ihrer Schwäche. Meine inneren Bilder zeigten immer wieder ein kleines Kind – vermutlich die Klientin selbst. Aber warum sollte diese Frau Mitte dreißig mir ständig als kleines Kind erscheinen?

Ich fragte vorsichtig, ob es Lebensbereiche gäbe, in denen sie sich noch klein, unsicher oder gar abhängig fühle. Sie berichtete, dass ihre Eltern sehr wohlhabend seien und sie monatlich mit einer größeren Summe für die Fixkosten unterstützten, da sie persönlich ja nie wusste, wie viel Geld sie aktuell wirklich einnehmen würde. Sie hatte sich nie Gedanken darüber gemacht, dass das eine Abhängigkeit bedeutete, die sie nicht wirklich erwachsen und selbstständig werden ließ. So war sie immer wieder das kleine Kind, das ein Stück durchs Leben getragen werden musste.
Nach dieser Erkenntnis beschloss sie, auf die finanzielle Unterstützung der Eltern zu verzichten und in Zukunft lieber ein einfacheres Leben zu führen. In den darauffolgenden Monaten wurde die Intensität der Schwächeanfälle geringer.

Wer ist »schuld« an der Erkrankung?

Diese Auffassung, wer krank werde, hätte etwas falsch gemacht im Leben, scheint in gewissen Kreisen zu einem neuen Glaubenssatz geworden zu sein. Und manche Behandlungsmethoden bauen auf der Überzeugung auf, dass wir unser Leben selbst vollkommen in der Hand hätten und uns sogar jegliche Entwicklung »herbeiwünschen« könnten. Wenn ich also krank werde, muss ich nur meine mentale Einstellung ändern, und schon bin ich geheilt ...?

Wie erleben schwer kranke Menschen solche Sprüche – oder nennen wir sie sogar eher »An-Sprüche«? Chronisch Kranke berichten immer wieder davon, wie sehr sie solche Meinungen belasten, die doch dazu beitragen, dass sie sich für die eigene Krankheit schuldig fühlen, und somit eine weitere Last zu der schon schweren Belastung einer Krankheit hinzufügen.

Denn so einfach kann man es sich nicht machen. Krankheit und das Gesundsein haben so viele Aspekte, und wir begreifen nur einen kleinen Anteil davon. Es gibt materielle Auslöser wie zum Beispiel Umweltgifte und Strahlungen, genetische Schwächen oder Überbelastung. Es gibt auch belastende Erlebnisse in der Vergangenheit, die uns geschwächt haben und die wir nur teilweise verarbeiten können. Viele davon bleiben auch in der Dunkelheit, weil wir im Moment keinen bewussten Zugang dazu haben.

Natürlich ist es immer gut, alten Groll und Verletzungen aufzuarbeiten. Es lebt sich leichter, wenn man schwerwiegende Belastungen nicht weiter mit sich tragen muss. Und das *kann* das Leben sehr stark verändern. Manchmal bedeutet es sogar weniger körperliche Beschwerden. Aber es ist nur *ein* Aspekt und natürlich keine Garantie für eine Heilung.

Was kann den Heilungsprozess unterstützen?

Grundsätzlich lautet die Antwort: »Alles, was das Leben leichter macht.« Dazu gehört in der Regel auch die Überzeugung, dass ich nicht selbst schuld bin, weil ich in meinem Leben etwas falsch gemacht hätte oder ich gar ein schlechter Mensch wäre.

Ein ganz zentraler Punkt ist, die Macht über das eigene Leben zurückzugewinnen. Gerade wenn man große körperliche Eingriffe und medizinische Behandlungen hinter sich hat oder diese noch andauern. Was habe ich selbst noch in der Hand? Was kann ich selbst für meine Heilung tun? Fühle ich mich dazu in der Lage, mein Leben so zu gestalten, wie ich möchte? Das zu tun, was mir wirklich wichtig ist - auch im kleinen Rahmen. Habe ich genug von dem, was ich brauche?

Wo belasten mich noch alte Erinnerungen? Gibt es alte Vorwürfe, viel Groll oder Wut? Denke ich sogar, dass jemand »schuld« an meiner schwierigen Lage ist? Wäre es denkbar, Erinnerungen aufzuarbeiten, Altes zu versöhnen oder zu verzeihen? Danach lebt es sich in der Regel leichter und freier.

Heilung bedeutet manchmal, eine alte Vorstellung aufzugeben. Eine Vorstellung von dem, wie ich selbst sein sollte. Oder wie das Leben für mich sein sollte.

Bin ich abhängig von anderen Menschen und ihrer Meinung über mich? Oder muss ich andere kleinmachen oder von mir abhängig halten, damit ich mich stärker fühle?

Kann ich Menschen aus meinem Leben gehen lassen oder zulassen, dass sich Beziehungen verändern? Sind die Beziehungen zu den Eltern und zu den eigenen - vielleicht schon erwachsenen - Kindern noch stimmig oder sind die ursprünglichen Rollen festgerostet?

Antworten auf diese und viele weitere Fragen können dazu beitragen, einen Heilungsprozess zu beschleunigen.

Wenn eine Heilung erschwert wird

Ohne Vorwurf oder gar Schuldzuweisungen haben wir als Behandler die Pflicht, zu erkennen, was der Klient von sich aus verändern kann und was seiner Verantwortung entzogen ist. Und nicht zuletzt ist es auch seine Entscheidung, was er verändern *will*. Manche Menschen bekommen durch eine Krankheit etwas, was sie sonst vielleicht nicht bekämen – Fürsorge, Auszeit, Ruhe, Zuwendung. Und körperliche Beschwerden sind natürlich nie vorsätzlich oder bewusst geplant. Manchmal zeigt sich eine Krankheit als ein großer Hilferuf. Oft ist es dann hilfreich, zu erkennen, welche tiefen Bedürfnisse hinter der Krankheit stecken, und das Leben so weit zu ändern, dass diese Bedürfnisse auch ohne das Kranksein gedeckt werden könnten.

■ ***»Hilf mir doch!«***

Heidrun P. war Lehrerin und bekam mit 34 ihr erstes Kind. Ihr Ehemann ließ sie in dieser neuen Lebenssituation sehr allein und stürzte sich in neue berufliche Aufgaben. An manchen Tagen kam er nur zum Schlafen nach Hause. Sie war damit nicht glücklich, wusste aber nicht, wie sie diese Situation ändern sollte.

Als das Kind das Kindergartenalter erreicht hatte, wurde es langsam Zeit, über den Wiedereinstieg in den Beruf nachzudenken. Allein schon bei dem Gedanken wehrte sich alles in ihr. Aber objektiv gab es keinen Grund, nicht wieder in die Schule zu gehen, und das Geld konnte die Familie auch gut gebrauchen.

Innerhalb der nächsten Monate entwickelten sich seltsame Störungen bei Frau P. Es war ihr ständig schwindelig, sie hatte mehrfach Ohnmachtsanfälle, und die Beine wollten sie oft nicht tragen, sodass sie mehrfach stürzte und sich verletzte. Medizinisch war keine Ursache dafür zu erkennen. Sie wurde dennoch für einige Zeit krankgeschrieben und bekam eine Kur in einer psychosomatischen Klinik genehmigt. Dort ging die zuständige Psychologin den Ursachen der Schwäche auf den Grund. Heidrun P. erkannte in den vielen Therapiesitzungen, dass sie durch ihre Schwäche Hilfe von ihrem Mann erhoffte, statt mit dem Lehrerberuf noch mehr Verantwortung allein zu tragen. Sie erkannte aber auch, dass die Krankheit nicht die Lösung war und dass sie an ihrem Selbstbewusstsein, an ihrem eigenen Kräftehaushalt und nicht zuletzt an dem Zustand ihrer Beziehung zu ihrem Mann arbeiten musste. Natürlich waren die Probleme danach nicht sofort gelöst. Sie wusste jetzt aber, was sie selbst für eine Besserung der Zustände tun konnte.

Ich will mein altes Leben wiederhaben!

Oft entsteht Krankheit nach dem Verlust einer gewohnten Lebenssituation. Die Statistiken zeigen einen deutlichen Anstieg von Krankheitsfällen nach einer Scheidung, dem Tod einer nahestehenden Person, dem Beginn des Ruhestands oder dem Verlust einer Arbeitsstelle.

▪ *»Trauer« um verlorene Positionen*

Der Geschäftsführer einer mittelständischen IT-Firma verlor seine Stelle, als die Firma von einem größeren Unternehmen aufgekauft wurde. Er war schon Mitte fünfzig, und eine neue Stelle zu finden war in seiner Branche nicht wirklich realistisch. Außerdem bekam er eine großzügige Abfindung, sodass er finanziell auf solidem Grund stand. Nach kurzer Zeit fingen aber seine körperlichen Beschwer-

den an, derentwegen er in die Praxis kam. Mal war es der Rücken, dann der Magen, dann unerklärliche Kopfschmerzen. Für nichts gab es medizinische Gründe, außer Kleinigkeiten. Kaum war eine Krankheit behoben, kam schon die nächste.
Da er sich auch sehr kraftlos fühlte, kam er eine Zeitlang regelmäßig zu energetischen Behandlungen. Dabei fiel auf, wie sehr er seinem alten Leben und seiner alten gesellschaftlichen und geschäftlichen Position nachtrauerte. Alle neuen Möglichkeiten, die sich ihm für die neue Gestaltung seines Alltags boten - ehrenamtliches Engagement, Beratung junger Unternehmer, die Intensivierung alter Hobbys und dergleichen mehr -, lehnte er strikt ab. Er wolle nichts Neues anfangen, sondern nur das alte Leben wiederhaben. Obwohl er wusste, dass das absolut unrealistisch war. Die Kränkung, die für ihn mit dieser Kündigung verbunden war, war offenbar zu groß, um sich vom Bisherigen zu lösen und neue Schritte zu gehen.

Symbole der Macht und persönlichen Würde

Ähnliches kann man manchmal erleben, wenn vertraute Symbole der persönlichen Macht und Würde durch Veränderungen verloren gehen. Manchmal sind es die klassischen Statussymbole - das Auto, eine schicke Wohnung, die berufliche Stellung, Markenkleidung, der Urlaub an angesagten Orten -, aber auch Schönheit oder Jugendlichkeit gehören zu den Symbolen der Wertigkeit. Manche Frauen in reiferen Jahren leiden enorm darunter, nicht mehr durch ihre jugendliche Schönheit aufzufallen, nicht ständig die früher gewohnte Aufmerksamkeit der Männer zu genießen. Männer wiederum leiden vielleicht eher unter dem schmerzhaften Verlust körperlicher Kräfte.

Wie oft sterben Menschen, kurz nachdem sie in Rente gegangen sind? Manchmal ist der Stellenwert des Berufs so groß gewesen, dass der Körper durch den Wegfall des beruflichen Alltags und der klar definierten Rolle enorm geschwächt wird. Es entstehen Fragen wie »Habe ich weiterhin etwas zu sagen?«, »Hören mir die Menschen zu oder tun sie überhaupt, was ich ihnen sage?« und dergleichen mehr. Gerade Menschen in leitenden Positionen erleben diesen Übergang als sehr schmerzhaft.

Die Rolle der Heilbegleiter im Heilungsprozess

Was auch immer hinter einer Krankheit stecken kann, welche Faktoren eine Krankheit begünstigen oder erschweren können – immer müssen wir die Grenzen unserer Aufgabe sehen. Denn wir sind lediglich Wegbegleiter. Wir vermitteln Heilimpulse, die vom Klienten aufgegriffen werden können. Der Klient wählt aber selbst den eigenen Weg und die Geschwindigkeit der Schritte.

Manchmal geht es auch darum zuzulassen, dass der Klient durch Prozesse durchgehen muss, die nicht immer angenehm sind. Wir können nicht immer alles gleich »lösen« und alle Leiden lindern. Unsere Aufgabe ist es lediglich, da zu sein, wenn Menschen eine Hand brauchen – um danach wieder loszulassen, bis sie wieder nach der Hand greifen. Auch dazu ist oft eine gesunde Portion intuitiver Wahrnehmung erforderlich.

DIE INTUITIVE WAHRNEHMUNG

Alle Menschen haben eine mehr oder weniger gut ausgeprägte Intuition oder ein »gutes Bauchgefühl«. Manche sind aber hier etwas geübter oder nehmen intuitive Hinweise vielleicht einfach ernster.

Bestimmt kennen Sie Situationen wie diese: Ein fremder Mensch betritt den Raum, und Sie wissen sofort, was es für eine Persönlichkeit ist. Und zwar bekommen Sie Informationen über diesen Menschen, die nicht allein aus Aussehen oder Gestik abgeleitet werden können. Zum Beispiel Gedankenfragmente wie »Er könnte schwierig werden«, »Er hat eine sehr unangenehme Seite«, »Vorsicht! Vertrau ihm nicht!« oder auch »Bei diesem Menschen bist du gut aufgehoben«. Später lernen Sie diese Person genauer kennen und stellen fest, dass der allererste Eindruck genau der richtige war.

Oder Sie treffen einen alten Bekannten auf der Straße und wissen sofort, was los ist, lange bevor er irgendetwas erzählen kann. Vielleicht nicht unbedingt die Details, aber beispielsweise ob er in inneren Nöten ist, ob etwas Schlimmes passiert ist oder ob er sich gerade sehr über etwas gefreut hat – und auch das kann man nicht immer von außen sehen.

Eltern ahnen oft schon, in welchem Gemütszustand ihr Kind von der Schule nach Hause kommt oder wie die Klassenarbeit verlaufen ist, lange bevor der Schlüssel in der Haustür umgedreht wird.

Oder das Telefon klingelt, und Sie wissen schon, wer dran ist, bevor Sie den Hörer abheben.

All das ist Intuition oder Bauchgefühl. Und die Kunst ist lediglich, diese Wahrnehmungsebenen zu verfeinern und ihnen immer mehr zu vertrauen. Einen solchen Spürsinn über die Hände zu entwickeln, ist einer der ersten Schritte, die wir bei Therapeutic Touch lernen. So können Informationen über das Energiefeld wahrgenommen werden. Jedoch ist es natürlich nicht eine reine Informationsaufnahme über das Gespür in den Händen, sondern wir öffnen nach und nach sozusagen alle unsere Wahrnehmungsebenen, um so viele Informationen wie möglich über den Klienten und seine Lage zu bekommen. Diese Ebenen lassen sich nicht immer strikt voneinander trennen. Es gibt natürlich die taktische und die visuelle Ebene. Wir fühlen und sehen die andere Person – und bekommen so schon erste Informationen. Dann sagt uns unser Bauchgefühl gleich noch etwas mehr: »Was ist hier eigentlich los?«, »Was ist es für ein Mensch?« und so weiter. Und auf einer noch höheren Ebene setzt die Intuition ein und liefert weitere Informationen.

Die Begriffe »Bauchgefühl« und »Intuition« werden in unserer Alltagssprache oft fast wie Synonyme verwendet. Dabei unterscheiden sie sich jedoch in einigen wichtigen Punkten.

Bauchgefühl

In der Beschreibung des dritten Chakras ging es bereits um das Bauchgefühl, das uns mitteilt, was für uns stimmt und was nicht. Hier nützen wir unsere persönlichen psychischen und emotionalen Wahrnehmungen und Erfahrungen, um zusätzlich zum intellektuellen Nachdenken eine spontane Einschätzung der aktuellen Lage vorzunehmen. Hier geht es um unsere Sicherheit; darum, zu erkennen, was für uns gut ist und was nicht. Und was sinnvoll ist. Oder was eigentlich los ist. Unser Bauchgefühl sagt uns: »Ich habe da so ein komisches Gefühl«, »Dem Mann traue ich nicht«, »Von diesem Händler kaufe ich besser kein Auto«, »Heute Abend gehe ich besser nicht durch diese Straße«, »Diese persönliche Geschichte kann ich der Bekannten nicht anvertrauen«, »An diesem Ort fühle ich mich nicht wohl, hier stimmt etwas nicht« oder: »Ich habe das Gefühl, dass unser Umzug nach X keine gute Entscheidung ist.«

Nicht immer sagt das Bauchgefühl das, was unser Intellekt und unser logisches Denken uns plausibel machen.

▪ *Dem Bauchgefühl misstraut*

Für Sigrid P. war es ganz klar, dass sie das Stellenangebot annehmen sollte. Alles sprach dafür; die Bedingungen in der Firma passten, der Ort war richtig. Aber tief im Inneren hatte sie das intensive Gefühl, dass diese Entscheidung nicht gut sei. Da ihr Verstand sich aber über alle Bedenken hinwegsetzte, nahm sie den neuen Job dennoch an.

Schon nach wenigen Wochen stellte sich dann heraus, dass es große Machtkämpfe zwischen den Kollegen gab und sie schnell zwischen die Mühlen geriet. Sie fühlte sich zunehmend unwohl und hat die neue Firma bereits in der Probezeit wieder verlassen.

- ***Dank Bauchgefühl nicht auf die Nase fallen***

Ein international sehr erfolgreicher Geschäftsmann hat mir einmal verraten, dass er große geschäftliche Entscheidungen letztendlich immer nach seinem Bauchgefühl trifft. Natürlich kennt er vorher die pragmatischen Eckdaten, aber diese sind nicht allein ausschlaggebend. Ob er nun die eine oder andere Firma als künftigen Geschäftspartner wählt, ob er hier oder dort investiert – das entscheidet mittlerweile letztendlich nicht nur der Verstand. Er meint sogar: »Ich lag damit nie falsch. Wenn ich mich früher manchmal gegen mein Bauchgefühl entschieden habe, bin ich immer auf die Nase gefallen.«

Intuition

Die Intuition arbeitet auf einer anderen Ebene als das Bauchgefühl und ist dem sechsten Chakra zugeordnet. Wir sprechen dort auch vom Dritten Auge. Hier geht es weniger um unsere Sicherheit oder unsere persönlichen Bedürfnisse. Die Informationen, die über die Intuition zu uns kommen, sind unpersönlicher und neutraler. Sie können auch einen visionären Charakter haben.

Hier nehmen wir etwas klarer wahr, wenn wir in der Lage sind, unsere persönlichen Interessen außer Acht zu lassen, wenn wir die »Ego«-Ebene für einen Moment verlassen. Dann können durchaus auch wichtige Informationen für uns selbst dabei sein. Oft sind es aber Wahrnehmungen für andere. Hier erscheint das größere Bild einer Situation; das Geflecht von Zusammenhängen, die man auf der persönlichen Ebene nicht klar erkennen oder einordnen konnte.

Wie diese intuitiven Hinweise genau zu uns kommen, ist oft ein Rätsel. Meist »weiß« man einfach etwas – oft ganz plötzlich und überraschend. Ein guter Hinweis darauf, dass es sich um eine intuitive Wahrnehmung handeln könnte, ist beispielsweise, wenn ein Gedanke oder ein Gefühl mit einem vollkommen unerwarteten Inhalt plötzlich da ist. Etwas, was nicht logisch erscheint oder durch Kausalzusammenhänge begründet ist. Und dieser Eindruck ist da, bevor man wirklich die Gelegenheit hatte, über etwas nachzudenken.

■ *»Da bricht was weg«*

In der Stadt sehe ich zufällig in der Ferne eine Bekannte mit einem mir fremden Mann. Ich weiß nicht, in welcher Beziehung die beiden zueinander stehen. Mein spontanes und für mich sehr überraschendes Gefühl dabei: »Da bricht was weg.« Kein logischer Gedanke. Was soll hier wegbrechen? Ich weiß ja gar nicht, wer der Mann ist. Wesentlich später stellt sich heraus, dass meine Bekannte sich in diesen Mann verliebt hat. Sie gerät durch diese neue Beziehung in mehr als ungute Verstrickungen hinein und ganze Lebensbereiche und persönliche Sicherheiten »brechen für sie weg«.

■ *Zuversicht trotz Absage*

Danielas Sohn hatte sich um einen Studienplatz im Ausland beworben. Leider erfüllte er nicht die Aufnahmekriterien, sodass sehr bald feststand, dass er das Studium an dieser Universität nicht würde antreten können. Daniela wunderte sich selbst darüber, aber sie hatte dennoch das sichere Gefühl, dass ihr Sohn an der besagten Universität studieren würde. Sie hatte sogar den klaren Satz im Kopf: »Bereite alle Unterlagen vor, denn wenn es so weit ist, wird es sehr schnell gehen müssen.« Also bat sie ihren Sohn, trotz der Absage sicherheitshalber alles vorzubereiten. Er wunderte sich, legte die Unterlagen aber trotzdem parat.

Wochen später erfuhren sie zufällig von einem neuen Sonderprogramm, das ihrem Sohn unabhängig vom regulären Bewerbungsverfahren einen Platz im gewünschten Studiengang bescherte. Und als die Zusage kam, hatte er nur noch drei Tage für den Umzug ins Ausland und war froh, vieles schon vorbereitet zu haben.

Intuitive Wahrnehmungen können durchaus auch durch Hinweise von außen kommen. Oft erhalten wir gerade die richtige Information durch eine beiläufige Nachricht, eine bestimmte Fernsehsendung oder indem wir im Internet »zufällig« über etwas stolpern. Manche schlagen nebenbei ein Buch auf und finden dort genau den Hinweis, den sie aktuell brauchen.

Intuitive Erkenntnisse im Traum

Träume sind auch eine gute Quelle für intuitive Hinweise. Wenn man eine Frage oder ein Problem hat, kann man diese vor dem Schlafengehen so genau wie möglich formulieren und darum bitten, im Traum einen Hinweis oder eine Antwort zu bekommen. Nicht immer gelingt es gleich in der ersten Nacht – etwas Geduld braucht man meistens schon. Dabei sollten Sie die Informationen erst mal nicht filtern, denn Sie erkennen nicht unbedingt gleich, welche Botschaften darin stecken. Schreiben Sie einige Tage oder Wochen lang alle Träume auf, an die Sie sich erinnern können. Wenn Sie diese Notizen dann später durchlesen, erkennen Sie vielleicht ein Muster oder eine klare Botschaft, indem verschiedene Informationen ein Gesamtbild ergeben. Selbst bin ich immer wieder erstaunt über die Klarheit der Botschaften in den Träumen.

▪ *Wie soll ich mich entscheiden?*

Birgit W. stand vor einer beruflichen Entscheidung. Sie hatte als Freiberuflerin auf zwei verschiedene Standbeine gesetzt, was lange auch eine sinnvolle Lösung war. Jetzt war sie aber so erfolgreich, dass sie es auf Dauer nicht schaffen würde, Aufträge in beiden Bereichen zu bewältigen. Und sie merkte auch, wie anstrengend es auf lange Sicht war, zwischen den beiden Berufen hin und her zu schalten, zumal Inhalte und Arbeitsweisen sehr unterschiedlich waren. Aber für welchen Beruf sollte sie sich entscheiden? Beide lagen ihr am Herzen und gehörten zu ihrer Persönlichkeit.

In einem Traum kam die Lösung. Sie sollte sich um Aufgaben für den einen ihrer beiden Berufe kümmern und rannte im Traum überall herum, um die passenden Unterlagen dafür zu suchen. Immer geschah aber etwas. Mal wurde sie aufgehalten, das Auto ging kaputt, der Schrank mit den Unterlagen war auf einmal nicht mehr dort, wo er sein sollte ... Morgens wachte sie auf, und es war ihr ganz klar, wie ihre Entscheidung ausfallen würde.

Und auch mal ganz anders ...

Wenn man intuitiv etwas geübter ist, kommen manche Hinweise auf die merkwürdigste Art und Weise ...

▪ *Chinesische Glückskekse*

Elisabeth T. hat ein Faible für chinesische Glückskekse. Nun sagen Sie vielleicht, dass die Sprüche auf den darin verborgenen Zetteln immer so allgemein formuliert sind, dass sie auf alle Personen zutreffen. Aber sie betont ausdrücklich, dass es für sie nicht um diese meist etwas trivialen und phrasenhaften Sprüche geht. Sondern darum, sich bewusst einen einzelnen Hinweis aus einer großen Menge an »Möglichkeiten« in der angebotenen Keksschale auszusuchen.

»Ich muss dafür schon in einem besonders offenen und entspannten Zustand sein. Und dann sind die Sätze, die ich ziehe, oft absolut wegweisend und so präzise, dass ich nur staunen kann. Einmal war ich mit einem Bekannten in einem chinesischen Restaurant. Zum Abschied brachte die Bedienung eine Schale mit Glückskeksen, aus der wir uns je einen aussuchen konnten. Ich erzählte lachend von meinen häufigen ›Treffern‹ bei diesen Keksen, und mein Gegenüber fand dieses Thema ganz spannend. An diesem Abend hatte er mir ein geschäftliches Angebot gemacht, das mich durchaus reizte, aber eine Entscheidung war noch nicht getroffen. Ich zog dann einen Keks mit folgendem Text aus der Schale: ›Es klingt verlockend, aber seien Sie auf der Hut.‹ Nicht gerade ein üblicher Glückskeksspruch, oder? Zwischen uns beiden entstand daraufhin eine betretene Stille ...

Wenige Wochen später stellte sich heraus, dass das geschäftliche Angebot große Tücken hatte, die im ersten Gespräch nicht klar waren und die sehr zu meinem Nachteil gewesen wären.

Vor Kurzem hatte ich wieder eine solche Situation. Ich war dabei, ein großes neues Projekt aufzubauen. Dann kam plötzlich viel Widerstand von wichtigen Entscheidungsträgern, und ich sah meine Pläne schon den Bach runtergehen. Das machte mir richtige Sorgen. Rein zufällig war ich wieder chinesisch essen. Und zog diesen Satz: ›Haben Sie noch Geduld. Sie werden Ihre Pläne durchsetzen.‹ Wenige Tage später wurde mein Projekt genehmigt.«

Es ist allerdings oft schwer, zwischen den Wahrnehmungsebenen zu trennen. Was nehme ich über die Hände wahr, was ist eine visuelle oder taktile Information, wo setzen Bauchgefühl und Intuition ein? Es ist auch nicht wirklich wichtig, hier zu trennen. Wichtig sind lediglich die Informationen, die wir aufnehmen, und der anschließende Umgang damit. Und dazu gehört etwas Übung, damit man es von Fantasie und Wunschdenken abgrenzen kann.

Nicht immer wollen wir wahrhaben, was unsere Intuition uns sagt. Manchmal »wissen« wir etwas, schieben es aber weg, weil es unangenehme Konsequenzen für unser Leben hätte. Oder weil es einfach nicht in »unser Bild« passt.

■ *Eine dunkle Ahnung*

Nach einem eigenen Seminar in einer fremden Stadt verließ ich den angemieteten Raum in einer Fortbildungs-

einrichtung glücklich und zufrieden. Alles war gut gelaufen, und ich freute mich bereits auf den nächsten Seminartermin in dieser Stadt. Draußen vor der Tür wurde ich auf einmal sehr traurig und wusste plötzlich, dass ich nie wieder hierhinkommen würde. Ich schob den Gedanken sofort als Spinnerei weg, denn die Teilnehmer hatten sich schon für den Folgetermin angemeldet, also war es doch klar, dass es hier weitergeht.
Wenige Monate später bekam ich die Nachricht, dass die Fortbildungseinrichtung Konkurs angemeldet hatte und der Seminarraum somit nicht mehr zur Verfügung stünde.

Ein großes Hindernis für eine intuitive Wahrnehmung ist, wenn wir Angst oder Bedenken oder auch bestimmte Hoffnungen haben. Deshalb sind wir meist nicht sehr gut darin, intuitiv etwas für uns selbst oder für nahestehende Personen wahrzunehmen. Dabei sind wir nicht objektiv genug. Gelingen kann es dennoch, wenn wir etwas Übung darin haben, die persönliche Ebene zu verlassen und neutrale Informationen und Eindrücke zu uns kommen zu lassen. Je weniger Emotionen bei einer Information mitschwingen, desto größer ist die Wahrscheinlichkeit, dass intuitive Elemente mit im Spiel sind.

In Behandlungssituationen ist es auch sehr wichtig, sich selbst gut genug zu kennen, um bemerken zu können, wann das, was wir bei Klienten zu sehen glauben, in Wirklichkeit unser eigenes Thema ist und wenig oder nichts mit dem Klienten zu tun hat. Eine meiner Seminarteilnehmerinnen nahm zum Beispiel ständig tiefe Trauer in den Übungspartnern wahr. Diese waren oft sehr überrascht darüber, denn

Trauer gehörte nur in ganz normalem Maß zu ihrem Leben, und sie empfanden es nicht als ein besonderes Problem. Schnell wurde klar, dass diese Teilnehmerin selbst von einer tiefen Trauer geprägt war und das Gefühl deshalb offenbar überall in anderen wahrnahm.

Wie fühlt sich Intuition an?

Achten Sie auf den Zustand, in dem Sie sind, wenn Sie etwas intuitiv wahrnehmen. Denken Sie an vergangene Situationen und überlegen Sie, ob es dabei Momente gab, wo Sie das Gefühl hatten, etwas zu wissen oder zu spüren, ohne dass es dafür eine rationale Erklärung gab. Vor allem, wenn sich hinterher herausstellt, dass Sie richtig lagen. Versuchen Sie, dieses Gefühl »abzuspeichern«. Wenn dann neue Informationen kommen, prüfen Sie, ob Sie auch jetzt in einem ähnlichen Zustand sind.

Wenn Sie solche »Ahnungen« bekommen, ist es sinnvoll, sie schriftlich festzuhalten, damit Sie sie nicht im Nachhinein schöndenken oder -reden können. Gehen Sie dann später die Notizen durch und prüfen Sie ganz ehrlich, wo Sie richtig lagen und wo nicht.

So entwickeln Sie nach und nach ein immer feineres Gespür dafür, wann Ihre Intuition besonders zutreffend ist.

Intuition und Spiritualität

Man muss zwar nicht unbedingt einen spirituellen Zugang haben oder regelmäßig meditieren, um eine gute Intuition zu haben. Aber eine spirituelle Öffnung für etwas, was größer ist als wir, und regelmäßige Übungen der Stille, wie sie in der Meditation stattfinden, erleichtert den intuitiven Zugang sehr.

In die »Höhe« gehen

Eine gute Übung für die intuitive Wahrnehmung ist, sich eine unklare Situation, ein Problem oder eine Frage sehr bildhaft vorzustellen. Dann stellen Sie sich vor, Sie hätten die Fähigkeit, wie ein Vogel in die Luft abzuheben. Sie gleiten immer höher, bis die unklare Situation tief unter ihnen liegt. Kreisen Sie einige Male drum herum und betrachten Sie sie von allen Seiten. Was erkennen Sie aus dieser Höhe? Worum geht es hier wirklich, was ist die Lösung oder wie wird es weitergehen?

Und bedenken Sie auch hier: Die wichtigsten Informationen sind die, die sofort kommen, bevor das verstandesmäßige Denken einsetzt. Sie werden staunen, wie schnell manche Antworten da sind.

TEIL 2

ANWENDUNG UND NUTZEN VON THERAPEUTIC TOUCH

Therapeutic Touch kann bei fast allen körperlichen und auch so manchen seelischen Störungen angewandt werden. Besonders gut dokumentiert ist die Wirkung bei Unruhe, Stress, Erschöpfung, Angstzuständen, Wundheilung und Schmerzzuständen. Auch eignet sich Therapeutic Touch zur Stärkung des Immunsystems und als eine allgemeine Unterstützung des Heilungsprozesses.

Das soll nicht heißen, dass Therapeutic Touch nur hier hilft, sondern lediglich, dass in diesen Fällen besonders viel geforscht und dokumentiert wurde. Denn diese Störungen treten am häufigsten im Krankenhausalltag auf und bieten sich deshalb besonders gut an für überprüfbare Forschungsprojekte.

THERAPEUTIC TOUCH BEI KÖRPERLICHEN BESCHWERDEN

Natürlich ist Therapeutic Touch kein Wundermittel. Während sich manche Störungen gut lindern oder gar beheben lassen, sprechen andere gar nicht auf eine Energiebehandlung an. Eine gesundheitliche Störung ist immer so komplex wie der betroffene Mensch selbst, und es ist nicht immer nachvollziehbar, warum es manchmal gelingt und manchmal nicht. In fast allen Leidenssituationen lohnt sich aber ein Versuch, mit einer Energiebehandlung Linderung zu verschaffen. Wobei ich noch einmal ausdrücklich darauf hinweisen möchte, dass energetische Methoden nicht die physische Krankheit, sondern die damit korrespondierende Störung im energetischen System behandeln.

▪ *Bewegungsfreiheit*

Sarah W. konnte den linken Arm nur noch zur Hälfte heben. Sie hatte schon mehrere längere Behandlungsreihen bei verschiedenen Orthopäden und Physiotherapeuten hinter sich, aber es wurde einfach nicht besser. Der Arm gab eine klare Bewegungsgrenze an. Dadurch hatten wir natürlich eine zuverlässige Messgröße, um die Wirkung der Behandlung zu überprüfen. Sie war sehr gespannt, ob ich ihr helfen könnte, und markierte zu Hause an einer Wand die Stelle, bis wohin sie den Arm damals heben konnte. Nach jeder Behandlung hat sie dort die neue Grenze mit einer weiteren Markierung festgehalten.

Der Arm schmerzte sehr. Ich arbeitete gezielt an dem Schmerzpunkt, ging so tief wie möglich mit Energie in den festhaltenden Muskel und regte parallel dazu den gesamten Energiefluss im Körper an. Insgesamt gab es zehn Behandlungen. In dieser Zeit stabilisierte sich die Bewegungsfähigkeit langsam, aber sicher. Jede Woche konnte sie den Arm etwas höher heben.

Daneben entdeckten wir gemeinsam ein Thema, das verstärkend dahinterstecken könnte. Sarah W. hatte in ihrer Persönlichkeit eine Neigung, Strukturen und Abläufe festzuhalten und kontrollieren zu wollen. Entstanden war das Problem mit dem Arm in einer Situation, in der sie durch ein berufliches Durcheinander restlos überfordert war. Sie versuchte so weit wie möglich, die Kontrolle über die Ereignisse zurückzugewinnen. Dabei vergaß sie aber, dass alles, was – nicht nur körperlich, sondern auch mental – gehalten wird, immer wieder auch losgelassen werden muss, weil sonst eine schmerzhafte Erstarrung entsteht. So haben wir in diesen Wochen die seelischen Ursachen zusammen mit den körperlichen Symptomen angepackt.

Es war gar nicht nötig, konkrete Lösungsstrategien für den Alltag zu entwickeln, denn die Klientin wusste gleich, was sie verbessern müsste. Für sie hat es ausgereicht, die mögliche Verbindung zwischen dem mentalen und körperlichen Festhalten zu erkennen. Nach zehn Behandlungen hatte sie die volle Bewegungsfähigkeit zurückerlangt, fühlte sich stärker, gelassener und belastbarer. Und sie hatte gelernt, besser auf die körperlichen Zeichen zu reagieren, wenn mal wieder zu viel Stress auf sie zukam.

■ *Plötzliche Taubheit*

Gar nicht so selten gibt es auch unerklärliche Störungen, bei denen die klassische Medizin oft nicht helfen kann. Ein Rentner verlor – quasi über Nacht – einseitig das Gehör. Da er auf dem anderen Ohr bereits seit vielen Jahren taub war, blieb ihm nur noch eine Verständigung über das Ablesen der Lippenbewegungen.
Der Facharzt konnte keine wirkliche Ursache finden, und alle Behandlungsansätze blieben erfolglos. Der Mann war wenig aufgeschlossen gegenüber alternativen Methoden, wollte aber trotz seiner Skepsis eine Behandlung in meiner Praxis wenigstens »probieren«, denn schlimmer konnte es ja nicht mehr werden.
Innerhalb weniger Wochen habe ich alle zwei bis drei Tage das Ohr kurz behandelt. Erst meinte er, das würde ja nichts bringen. Dann berichtete er, dass er bestimmte Geräusche jetzt wenigstens dumpf wahrnehmen konnte. Irgendwann fiel mir auf, dass er meine Worte gehört hatte, obwohl er meine Lippen gerade nicht sehen konnte. Das war ihm selbst im ersten Moment gar nicht aufgefallen. Nach einigen Wochen war das Gehör auf der einen Seite wieder vollkommen in Ordnung.

Schmerzen lassen sich normalerweise gut beeinflussen. Natürlich ist es immer abhängig von der Art und Intensität der Schmerzen. Leichte Kopfschmerzen sind oft relativ schnell behoben, intensivere und schwerwiegendere lassen sich häufig zumindest lindern.

▪ *Schmerzen im Kniegelenk*

Gemeinsam mit Elke B. unternahm ich eine Städtereise. Sie hatte schon länger Probleme mit dem linken Kniegelenk, aber sehr darauf gehofft, dass unsere Reise dennoch gelingen würde, denn gerade diese Stadt wollte sie schon so lange besuchen. Bei Stadtbesichtigungen geht man aber zwangsläufig auch viel zu Fuß. Und nicht nur beim U-Bahn-Fahren ist auch ein häufiges Treppensteigen kaum zu vermeiden. So bekam sie schon nach dem ersten Tag große Schmerzen.
Ich behandelte das Knie, und die Schmerzen wurden etwas erträglicher. In den folgenden Tagen gab ich dem Knie mehrfach am Tag Energie, auch lange bevor die Schmerzen wieder akut wurden. Elke B. hat die viertägige Reise nicht nur gut ausgehalten, sondern sie war auch viele Wochen später noch fast schmerzfrei.

▪ *Migräne*

Carola T. hat schwere Migräne. Seit Jahren muss die vierzigjährige Hausfrau und Mutter damit rechnen, mindestens zweimal im Monat für mehrere Tage im abgedunkelten Zimmer zu liegen und nur noch darauf zu warten, dass die Schmerzattacke nachlässt. An eine Rückkehr in ihren gelernten Beruf als Sekretärin wagt sie deshalb gar nicht zu denken. Medikamente helfen nur geringfügig, und sie hat schon alle möglichen Therapieformen ausprobiert. Deshalb ist sie zu Beginn der Therapeutic-Touch-Behandlung erst mal sehr skeptisch: Bestimmt hilft es wieder nicht.

Ich mache sie darauf aufmerksam, dass sie etwas Geduld mitbringen muss, denn eine so lang andauernde Krankheit wird nicht wie von Zauberhand verschwinden. Wir vereinbaren, dass sie mindestens zwei Monate lang einmal in der Woche kommen soll, allerdings nur, wenn sie während dieser Zeit wenigstens eine leichte Besserung feststellt. Sie hat – wie fast alle Migränepatienten – außergewöhnlich viel Energie im Kopfbereich und auffallend wenig Energie im Becken und in den Beinen. Die Energie am Kopf fühlt sich spitz und »elektrisch« geladen an. Ich berühre ihren Kopf gar nicht, denn hier wäre zusätzliche Energie geradezu kontraproduktiv. Dafür gebe ich ganz viel Energie in Becken und Beine und leite die Energie zusätzlich nach unten und über die Füße aus.

In den ersten Wochen geschieht fast gar nichts. Der nächste Migräneanfall kommt wie immer, verläuft aber ein wenig kürzer als sonst. Über die folgenden Wochen tritt die Migräne immer wieder auf, die Schmerzintensität lässt aber nach. Carola T. beschließt, die Therapeutic-Touch-Behandlung über die vereinbarten zwei Monate hinaus fortzuführen. Insgesamt kommt sie circa ein halbes Jahr lang, wobei die Terminhäufigkeit sich immer weiter reduziert. In dieser Zeit verschwindet die Migräne als solche, allerdings treten weiterhin gelegentlich normale Kopfschmerzen auf. Diese Veränderung genügt ihr aber vollkommen. Sie kann wieder einen normalen Alltag leben und denkt über neue berufliche Möglichkeiten nach.

KOMBINATION MIT ANDEREN BEHANDLUNGSMETHODEN

Die professionellen »Berührer« in Gesundheitsberufen verbinden die Therapeutic-Touch- oft mit anderen Methoden aus ihrem jeweiligen Fachgebiet.

▪ *Therapeutic Touch bei hyperaktiven Kindern*

Eine Logopädin aus Berlin arbeitet fast ausschließlich mit sprachauffälligen Kindern. Da sie auch Therapeutic-Touch-Therapeutin ist, versucht sie so oft wie möglich Elemente aus der Energiearbeit in ihre logopädische Arbeit einfließen zu lassen. Natürlich nur, wenn die Kinder und die Eltern damit einverstanden sind. Das geschieht vor allem bei Kindern mit Aufmerksamkeitsdefizit-Hyperaktivitäts-Syndrom (ADHS); denn hier muss eine Lösung gefunden werden, die »Zappelkinder« so weit aus ihrer Unruhe herauszubringen, dass eine logopädische Arbeit überhaupt erst möglich wird.

Die energetische Arbeit mit diesen Kindern findet innerhalb von wenigen Minuten statt. Eine längere Behandlung würden die meisten gar nicht zulassen, und der Rahmen einer logopädischen Therapiesitzung erlaubt auch nicht mehr Spielraum. Und dennoch hat diese kurze Intervention die Wirkung, dass die logopädische Arbeit daraufhin ruhiger verläuft. Die Kinder spüren schnell, dass diese Art Behandlung ihnen guttut, und wollen mehr davon. Ein Junge drückte es mal so aus: »Du machst ja so komische Sachen mit mir, aber heute will ich das wieder haben!«

Die Therapeutin nimmt die Hyperaktivität aus energetischer Sicht so wahr: »Mir kommt es so vor, dass hier körperliche Prozesse etwas ›unsynchronisiert‹ stattfinden. Dort, wo verschiedene Prozessabläufe wie Zahnräder ineinandergreifen müssten, ›hakt‹ es immer wieder, und das führt zu einer überschießenden Energie, statt dass die Energie in sinnvolle Bahnen gelenkt werden könnte. Außerdem ist die Energie im Körper sehr ungleichmäßig verteilt, manche Bereiche sind stark unterversorgt, während andere viel zu viel davon haben und mit dem Überschuss gar nicht umgehen können. Die Kinder erlebe ich energetisch eher als erschöpft, obwohl sie so unruhig sind. Das klingt paradox, dennoch spricht viel dafür, dass es tatsächlich so ist, denn diese Kinder sind ja ununterbrochen in Aktion und können oft aus eigener Kraft keine Ruhe finden.«

▪ *Therapeutic Touch in einer Heilpraktikerpraxis*

Die Heilpraktikerin Brigitte Fischer-Ehrenreich aus Baden-Baden integriert Therapeutic Touch in ihre Arbeit mit den unterschiedlichsten Therapieformen wie Homöopathie, Kraniosakral-Therapie und Neurofeedback. Ihrer Erfahrung nach wollen Menschen oft im wahrsten

Sinne des Wortes »be-griffen« werden. Das heißt, sie wollen in ihrer Gesamtheit verstanden werden, was auch bedeutet, auf physischer Ebene angefasst und als Körper akzeptiert zu werden. Über das »Begreifen« ihres Körpers können sie oft erst erkennen, wo der Kern ihrer Probleme liegt. Und parallel kann die Psyche gestärkt werden.

Brigitte Fischer-Ehrenreich hat häufig Patienten mit Burn-out-Symptom und setzt dann eine Mischung aus stärkenden Körpertherapien und psychologischer Begleitung ein – fast immer in Kombination mit Therapeutic Touch.

»Mit Therapeutic Touch kann ich gezielt und bewusst Einfluss auf verspannte, verkrampfte oder ›leere‹ Stellen des Körpers nehmen und ganz subtil auch auf den Energiezustand eines Organs. Meine Patienten sind oft so in ihrer Erschöpfung gefangen, dass sie nicht aktiv am Behandlungsablauf teilnehmen können und wollen. Dann stärke ich erst den Körper, bis sie so weit sind, dass sie sich selbst als Personen anders wahrnehmen können. Erst dann gehen wir an den Kern des Problems und versuchen, eine umsetzbare Lösung für ihren Alltag zu finden.«

▪ *Energiearbeit in einer physiotherapeutischen Praxis*

Bärbel Schneider ist Physiotherapeutin mit eigener Praxis in Saulheim bei Mainz. Sie kombiniert klassische physiotherapeutische Behandlungsmöglichkeiten mit energetischer Arbeit.

»Bei der Befundaufnahme, also während der Patient sein Leid erzählt, mache ich mir schon mein eigenes energetisches Bild der aktuellen Lage. Und dieser besondere Blick bleibt während der ganzen Behandlung dabei. Wenn man rein krankengymnastisch einfach ein Knie beugt, ist es für mich ein ›leerer‹ Griff. Wenn ich ein Bein aber energetisch erfasse, dann spüre ich alles – die Haut, die Muskeln, die Knochen –, und ich fühle zusätzlich den ganzen Menschen dabei. Energetisch kann ich einfach mehr wahrnehmen und noch tiefer in die einzelnen Strukturen eintauchen. Ich bekomme dadurch eine ganz andere Information. Man kann sehr gut die Ursache für die Störung in den einzelnen Strukturen spüren. Liegt die Störung eher in den Faszien oder in den Muskeln? Wie sind die Knochen? Diese Art Wahrnehmung macht mir die Arbeit leichter. Und macht auch einfach mehr Spaß.

In der Regel findet all das parallel zur üblichen krankengymnastischen Befundaufnahme statt. Während ich behandle, spüren die Patienten, wenn ich zwischen energetischer Arbeit und krankengymnastischer Technik wechsle. Sie spüren es als angenehme Wärme, die sich über den ganzen Körper ausbreiten kann. Gelegentlich arbeite ich aber auch rein energetisch. Dann sage ich es den Patienten vorher und begründe es ihnen mit Blick auf unsere Therapieziele. Wenn ich nur im Energiefeld arbeite, was für eine Krankengymnastin außergewöhnlich ist, sollen die Patienten sofort etwas spüren: ein Kribbeln, einen leichten Lufthauch oder eine leichte Elektrizität. Und auch das Ergebnis dieser Behandlung soll erkennbar sein, zum Beispiel dass sich das Bein nach einer Operation leichter anfühlt und beweglicher ist. Auf der Basis meiner langjährigen Erfahrung sowohl in der Energiearbeit als auch als Physiotherapeutin entscheide ich,

welche Arbeit dem Krankheitsbild und dem entsprechendem Therapieziel angemessen ist.
Atemtherapie ist fast nur Energiearbeit. Hier möchte ich neben der Atemmuskulatur und den Bewegungselementen des Brustkorbs auch die Lunge erreichen. Mit der energetischen Arbeit komme ich in die tieferen Strukturen. Kombiniert mit ein paar Zusatzgriffen stellt sich die Atmung um und wird leichter – ohne viele Worte. Zum Beispiel kann man bei frühgeborenen Säuglingen und Säuglingen, die ein Geburtstrauma hinter sich haben, eine gestörte Atmung beobachten, die die Körperhaltung und sogar die Entwicklung der Kinder hemmen kann. Handauflegen im Sinne der Atemtherapie ist in solchen Fällen sehr wirksam. Eltern berichten, dass die Kinder nach den Behandlungen entspannt schlafen konnten, weniger geschrien haben und die Motorik sich verbessert hat.
Mit den Kindern macht die Arbeit besonders viel Spaß. Hier muss die Therapie sehr spielerisch und gefühlvoll durchgeführt werden, denn Kinder sind sehr sensibel, und zu viel Energie kann die Kinder erschrecken. Wenn ihr Energieniveau beständig harmonischer ist, werden sie ruhiger und vertrauensvoller. Dann kann ich gezielt energetisch arbeiten. Das Energiesystem Eltern–Kind ist sehr miteinander verbunden. Energiearbeit, die ich den Kindern gebe, wird von den Eltern aufmerksam beobachtet, sodass auch sie ein Teil des Energiesystems werden, ohne dass ich sie dazu auffordere. Das hat dann auch eine positive Auswirkung auf die Eltern oder Mütter, die zum Beispiel oft das gleiche geburtstraumatische Erlebnis wie ihre Kinder haben.

Manchmal steckt ein psychisches Problem hinter dem Krankheitsbild. Wenn ich das spüre, arbeite ich auch energetisch daran. Wenn das Energieniveau stimmt, werden die Patienten auf diese Zusammenhänge aufmerksam.
Es gibt während einer Behandlung oft einen Moment, in dem der Patient in eine tiefe Entspannung sinkt und still wird. Dann weiß ich, jetzt nimmt er auf. Das ist für mich der Punkt, an dem eine Heilung beginnt. Jedes Kind, jeder Erwachsene hat seine eigene Geschwindigkeit zur Heilung. Die respektiere ich. Aber ich gebe am Ende jeder Behandlung dem Patienten noch zusätzliche Energie für die Heilung mit. Dann ist alles getan. Der Patient kommt dann in circa 80 Prozent der Fälle in einem besseren Zustand zurück, denn in der Zwischenzeit konnte die Behandlung nachwirken und viel passieren.
Für mich ist die Energiearbeit der Anfang allen Heilens. Aber auch die Physiotherapie baut auf alten Wurzeln auf und entwickelt sich immer weiter. Es ist für mich ganz natürlich, beide Therapien zu kombinieren. In meinen Behandlungen ergänzen sie sich perfekt.«

▪ *Wirbelsäulenbehandlungen mit Vitalogie und Therapeutic Touch*

Die Vitalogistin Sonja Gebhardt beschreibt die Anwendung von Therapeutic Touch in ihrer Arbeit mit Wirbelsäulenbeschwerden: »Vor ein paar Jahren fragte mich jemand, ob ich es für möglich halte, einzelne Wirbel kraft Gedankenenergie zu bewegen. Ich konnte es mir nicht vorstellen, also war meine Antwort: ›Nein, so etwas geht nicht.‹

Kürzlich erklärte mir ein Mathematikstudent – bei einer Diskussion um die Berechnung von Dimensionen –, er habe gelernt, wenn die Lösung einer Gleichung unvorstellbar sei, wäre das Unvorstellbare meist der richtige Weg. Wir Menschen suchen immer nach Worten, um etwas theoretisch zu erklären, und stoßen an die Grenzen dessen, was ausgedrückt werden kann. Unsere Sprache ist für die Beschreibung mancher Vorgänge einfach ungeeignet. So kann ich nur unzureichend etwas in Worte fassen, was grundsätzlich mit der Gesamtheit unserer Sinne zu erfassen und wahrnehmbar ist.
Seit zehn Jahren arbeite ich als Vitalogistin in eigener Praxis. Bei der Vitalogie handelt es sich um eine ganzheitliche Gesundheitspflege zur Optimierung der Statik der Wirbelsäule. Die Statik der Wirbelsäule kann einen maßgeblichen Einfluss auf sämtliche Funktionen sowie das gesundheitliche Befinden des Menschen haben. Mit dieser Methode können die Selbstheilungskräfte angeregt, die Entspannung der Muskulatur sowie die Optimierung der Nervenimpulsübertragung erreicht werden.
Einige Jahre später folgte die Ausbildung zur Therapeutic-Touch-Anwenderin. In meine vitalogische Arbeit fließt Therapeutic Touch immer selbstverständlicher ein und wird auch von meinen langjährigen Patienten sehr gern in Anspruch genommen. Mit der Vitalogie gebe ich dem Körper den entscheidenden Impuls, die Statik der Wirbelsäule zu optimieren, und mit Therapeutic Touch wird die Entspannung des Körpers optimal vorbereitet.
Die vitalogische Anwendung ist für sich alleine sehr entspannend. Mit Therapeutic Touch steht mir jedoch ein weiteres Werkzeug zur Verfügung, verspannte Muskeln

sowie mögliche Blockaden energetisch zu lösen. Der Mensch kann gezielter in die Entspannung geführt werden. Durch die Entspannung fällt der Tagesstress ab, wodurch sich die Entlastung des Körpers ergibt und der Körper – ungestört von äußerlichen Einwirkungen – die Arbeit an seinen ›Baustellen‹ aufnehmen kann. So ergänzt Therapeutic Touch die Vitalogie optimal. Weiterhin bietet Therapeutic Touch die Möglichkeit, den Menschen mit sich und seinem ›Fühlen‹ in Kontakt zu bringen. Gleichzeitig fühlt er sich durch die Berührung geborgen und kann entspannt loslassen.

Ein gestresster Patient sagte nach einer Behandlung zu mir, er fühle sich, als ob er schwebe. Eine andere Patientin, die unter starken Angstzuständen litt, konnte bei der Behandlung endlich einmal wirklich zur Ruhe kommen und entspannen.

Eine weitere Patientin mit starkem Hohlkreuz und den daraus resultierenden Schmerzen sagte mir, dass sie das Gefühl habe, wenn ich ihr die Hände auflege, begradige sich ihre Lendenwirbelsäule und normalisiere sich das Hohlkreuz. Mittlerweile – nach wenigen Behandlungen – kann sie wieder entspannt auf dem Rücken liegen.

Heute kann ich mir zwar immer noch nicht vorstellen, wie ein Wirbel kraft Gedankenenergie bewegt werden soll. Es erscheint mir aber auch nicht mehr wichtig. Denn meine Erfahrungen als Vitalogistin und Therapeutic-Touch-Anwenderin zeigen mir, dass eine Wirkung erzielt wird. Manche Wirkungen lassen sich einfach nicht beschreiben, weil mir die Worte dafür fehlen, und gerade deshalb faszinieren mich die Ergebnisse immer wieder.«

■ *»Sie haben magische Hände«*

Vera Born, Heilpraktikerin mit eigener Praxis in Berlin, erzählte uns: »Ich habe Therapeutic Touch kennengelernt, als ich gerade meine Heilpraktiker-Ausbildung mit dem Spezialgebiet Kräuterheilkunde und Massagen abgeschlossen hatte. Heute fließen meine verschiedenen Arbeitsgebiete in der Regel ineinander, und ich denke kaum darüber nach, wann ich was mache.

Konkret kann eine Behandlung so aussehen: Ich bereite den Praxisraum sehr sorgfältig vor – mit dem passenden Licht und angenehmen Düften, damit es ein Ort ist, an dem die Patienten sich gleich wohlfühlen und entspannen können. Nach einem kurzen Gespräch mit Anamnese beginne ich mit der körperlichen Behandlung. Ich bitte innerlich darum, die richtigen Inspirationen für diesen Patienten zu bekommen, damit die Behandlung so tief wie möglich helfen kann. Und ich mache mein Herz bewusst auf für alles, was der Patient über Körper und Seele mitteilen möchte. Der Patient hat sich so weit wie notwendig für die kommende Massage ausgezogen. Dann lasse ich meine Hände über seinen Körper gleiten und nehme über die Hände wahr, wie der körperliche und energetische Zustand gerade ist.

Ich wähle das passende Massageöl – darüber findet auch gleich der erste Behandlungsschritt statt. Calendula ist ein eher allgemein wohltuendes Öl, die wärmende Arnika ist sinnvoller, wenn starke Muskelschmerzen vorliegen, Lavendel beruhigt, und Rosenöl öffnet die Sinne. Dann beginne ich langsam mit der Massage. Das wohlige Gefühl breitet sich aus, Entspannung und Ruhe setzen ein. Spätestens wenn ich die Füße berühre, ist der Patient völlig entspannt. Schon während der Massage gebe ich automatisch auch Energie mit hinein. Danach scanne ich den Körper noch einmal, und während der Patient noch in einer tiefen Entspannung ist, gebe ich gezielt Energie in die entsprechenden Körperregionen, die heute mehr Kraft brauchen, überprüfe die Chakren und gleiche sie aus. Am Ende der Behandlung halte ich meistens entweder den Kopf eine Weile in meinen Händen oder berühre die Füße.

Bei Bedarf und auf Wunsch des Patienten ergänze ich die Körper-/Energiebehandlung mit einer individuellen Teemischung, speziell auf die Bedürfnisse des aktuellen Befundes abgestimmt. Ergänzend können auch Pflanzentinkturen oder bewährte naturheilkundliche Präparate zum Einsatz kommen. Die notwendigen Kräuter und Pflanzen erscheinen als inneres Bild während der Behandlung. So kann ich mit einer Mischung aus Intuition und Fachwissen die richtige Pflanze und das richtige Mittel für diese Person aussuchen.

Durch Therapeutic Touch und die damit verbundenen Intuitionsübungen fällt es mir leicht, darauf zu vertrauen, dass meine Hände das Richtige tun, dass sie einfach ›wissen‹, was helfen kann. Und ich kann viel leichter mit meiner ganzen Person und mit offenem Herzen für die Patienten da sein. Ich habe gelernt, weniger auf Struktur und System zu vertrauen und mehr auf die Signale, die mein Herz empfängt. Es ist nicht wichtig, was *ich* will oder für richtig halte, sondern nur, was der Patient sich wünscht oder braucht.

Nach der Behandlung kann ich leicht aus der engen Verbundenheit mit dem Patienten wieder rausgehen, in dem

Wissen, dass ich mein Bestes gegeben habe, und darauf vertrauend, dass er mit den neuen Energieimpulsen gute, weitere Schritte macht.
Meine Patienten genießen diese Mischung an Behandlungsmethoden. So bekommen sie die sehr körperliche Berührung und den notwendigen Energieausgleich in einem. Manche meinen, ich hätte ›magische Hände‹ – und ich freue mich natürlich, wenn es ihnen so gutgetan hat.«

▪ *Therapeutic Touch in der Hauttherapie*

Die Haut ist unser größtes Organ und gibt oft klare Hinweise auf körperliche oder seelische Belastungen. Diese zu erkennen und zu lindern, hat sich Gabriele Häusler zur Aufgabe gemacht. Seit mehr als fünfzehn Jahren bietet sie in ihrem Kosmetikinstitut in Potsdam die regulative Hauttherapie nach der Methode Rosel Heim an. Diese Behandlungsmethode erfordert einen ganzheitlichen Ansatz in der Diagnostik und in der Behandlung. Seit vielen Jahren gehört auch Therapeutic Touch zu ihrem Konzept. In diese Praxis kommen Menschen nicht nur, weil sie gepflegt aussehen wollen, sondern sehr viel eher, weil sie ein hartnäckiges und oft langjähriges Hautproblem haben. Manchmal mit einer möglichen organischen Ursache oder bedingt durch seelische Probleme. Hier werden schulmedizinisch diagnostizierte Krankheiten nicht unbedingt geheilt, aber der Heilungsprozess kann gut unterstützt werden.
»Wenn jemand zu einer regulativen Hauttherapie kommt, führe ich erst eine intensive Anamnese durch, denn ich

muss wissen, was medizinisch vorliegt, und auch schon erste Hinweise auf seelische Belastungen bekommen. Regulativ bedeutet immer, in kleinen wirkungsvollen Schritten der Haut die Chance zu geben, sich selbst zu regulieren. Der Ablauf wird jedes Mal individuell festgelegt und kann so aussehen: Es wird eine entspannte Atmosphäre hergestellt. Ich beginne mit einer Fußmassage und arbeite über den Fußchakrapunkt. Der ganze Körper spiegelt sich ja in den Füßen wider, und so bekomme ich weitere Hinweise auf den körperlichen Zustand. Aber dieser erste Behandlungsschritt hat auch einfach eine entspannende Wirkung. Ich spüre einen Mangel oder Überfluss an Energie, Blockaden, Temperaturveränderungen und ungleichen Schwingungen im Körper.
Irgendwann werden meine Hände wie durch einen Magneten zu dem Punkt hingezogen, an dem aktuell gearbeitet werden muss. Ich erkläre immer, was ich machen werde und auch was ich nicht machen werde, damit die Klienten wissen, worauf sie sich einlassen. Während dieser Behandlung fließt Therapeutic Touch mit ein, ohne immer bewusst ein eigener Arbeitspunkt zu sein. Ich lasse die Hände dann einfach zwischendrin an einigen Körperstellen liegen und lasse die Energie fließen. Oft spüren die Klienten sofort, wie gut es tut, und bitten mich, meine Hände an bestimmten Punkten noch ein wenig länger liegen zu lassen. Zum Beispiel beruhigen sich rot entzündete Hautpartien dann sehr schnell. Man sollte dabei gut beobachten, ob sie diese Berührung wirklich haben wollen, denn es ist ja schon sehr intim.
Manchmal entspannen sie so tief, dass sie einschlafen. Dann lasse ich sie schlafen, während ich die Behandlung

fortführe. In der Regel fühlen sie sich danach tief gereinigt und gestärkt. Manchmal rufen sie sogar Tage später an und berichten, dass sie immer noch das Gefühl haben, auf meiner Liege zu liegen. So tief kann es nachwirken. Oft lassen bestimmte Befindlichkeiten dann schon nach kurzer Zeit nach. Interessant ist auch die Beobachtung, dass meine Hände sich in einem Abstand von einigen Zentimetern vom Körper des Klienten befinden und er diese als Gefühl von Wärme oder Kälte wahrnimmt. Das ist ein sehr beeindruckendes Gefühl für den Behandler.

Es gibt auch Klienten, die nur zu einer Therapeutic-Touch-Behandlung kommen. Dann kann ich natürlich ganz anders arbeiten. Aber in der Regel ist es eine individuelle Mischung aus all den Methoden, die ich anbiete.

Ich biete auch Seminare für onkologische Patienten an – organisiert von der Deutschen Gesellschaft für Knochenmarkspende (DKMS). In der Regel kommen Betroffene zu solchen Seminaren, während sie eine Chemo- beziehungsweise Strahlentherapie machen. In dieser Zeit gerät das Immunsystem völlig durcheinander, was oft auch zu Hautproblemen führt. Ich gebe dann Hinweise für die Hautpflege in dieser extrem schwierigen Situation, wie man mit Hautveränderungen umgeht – und natürlich auch, wie man sich mit Make-up als Frau wieder schöner fühlen kann und es einem dadurch schon etwas besser geht. Dabei entwickeln sich natürlich auch Gespräche, und manche Patienten kommen im Anschluss gern zu einer persönlichen Behandlung. Auch Krebsberatungsstellen empfehlen meine Arbeit.

Für mich ist Therapeutic Touch ein Zustand geworden – etwas, was ich immer in mir habe. Es entsteht von allein.

Meine Arbeit hat sich durch diese Methode verändert. Ich nehme Menschen anders wahr, und ich sehe schneller und klarer, was sie benötigen. Ich bin besser geerdet und fühle mich intensiver verbunden mit bestimmten Energien. Die Arbeit ist bewusster und dadurch auch leichter, denn ich weiß schneller, wie ich arbeiten muss. Die Behandlungen sind weniger kopfgesteuert und einfach mehr im Fluss. Aber es gelingt nur, wenn man sehr präsent ist. Wir haben in der Therapeutic-Touch-Ausbildung sehr schöne Meditationen und Wahrnehmungsübungen gelernt, die helfen mir dabei sehr. Durch die Wahrnehmung von Farbspielen im Energiefeld bekomme ich sehr wichtige Informationen darüber, wo im Körper gerade was passiert. Ich habe den Eindruck, dass diese Arbeit neue Kanäle in mir geöffnet hat. Ich kann es kaum mit Worten beschreiben, denn man muss den Unterschied selbst erspürt haben. Es ist einfach ein Geschenk, worüber ich mich täglich freue.«

THERAPEUTIC TOUCH IN KLINIKEN UND PFLEGEEINRICHTUNGEN

Manchmal ist Therapeutic Touch in Kliniken und Pflegeeinrichtungen ein ganz offizielles und offenes Angebot an die Patienten, die es dann als Zusatzbehandlung sogar anfordern können, oft wird es aber eher »nebenbei« integriert.

Die Erfahrungen zeigen, dass auch schon ganz kurze Therapeutic-Touch-Behandlungen eine deutliche Wirkung haben. Oft in Form von Entspannung, Beruhigung und Schmerzlinderung. Die Pfleger sind der Meinung, dass der Umgang mit den Patienten leichter wird. Es entsteht eine größere Nähe. Die Arbeit wird auch leichter, wenn man viele Störungen wie Unruhe und Angst leicht selbst lindern kann, ohne gleich Medikamente geben zu müssen. Auch bei Schlafstörungen, die in der unruhigen Umgebung im Krankenhaus häufig vorkommen, hat sich Therapeutic Touch als sehr hilfreich erwiesen.

Manche Pfleger wenden Therapeutic Touch direkt nach einer Operation mit Narkoseeinwirkung an und berichten, dass die Patienten dadurch oft schneller wach und danach deutlich klarer werden. Oft ist es auch so, dass man nicht sofort nach einer Behandlung eine Wirkung feststellt, die Patienten aber später berichten, dass sie ruhiger geschlafen haben oder länger ohne Schmerzmittel klarkamen.

Die Kollegen geben sich darüber hinaus gegenseitig Therapeutic Touch, wenn sie sehr erschöpft oder selbst nicht ganz gesund sind. Gerade bei kleineren Störungen wie Kopfschmerzen ist es eine schnelle und beliebte Hilfe.

Der Pflegealltag ohne Therapeutic Touch ist für viele Krankenpfleger und auch Ärzte mittlerweile nicht mehr vorstellbar. Immer wieder wird auch betont, dass es nicht nur den Patienten guttut, sondern dass auch die Pfleger gestärkt werden und sich enger mit den Patienten verbunden fühlen. So bekommt die alltägliche Arbeit einen tieferen Sinn und macht einfach mehr Freude.

■ *Modellprojekte mit Therapeutic Touch in Wiener Krankenhäusern*

Sechs Jahre lang – von 1998 bis 2004 – wurden an mehreren Wiener Krankenhäusern Pilotprojekte mit Therapeutic Touch durchgeführt. Unter der Leitung von Dr. Anita Ritt-Wollmersdorfer und mit Unterstützung der Wiener Internationalen Akademie für Ganzheitsmedizin (GAMED) arbeitete ein großes Team von ehrenamtlichen Therapeutic Touch Practitioners, um diese ungewöhnliche Versuchsreihe zu ermöglichen.

Das Projekt startete zuerst im Donauspital des SMZ-Ost und in der Ambulanz für Ganzheitliche Krebstherapie, später kamen das Wilhelminenspital und Kaiser Franz Josef Spital hinzu. Zielsetzung waren die Integration der »ganzheitlichen Pflegeintervention Therapeutic Touch« – wie sie in der Medizin genannt wird – in den Klinikablauf und die wissenschaftliche Auswertung der Ergebnisse. Insgesamt wurden in dieser Zeit 2640 Behandlungen durchgeführt.

An allen Krankenhäusern war die Behandlung für die

Patienten kostenlos. Das Angebot lief parallel zu den üblichen Therapieformen des Krankenhauses, oft während der Phasen mit Chemotherapie oder Bestrahlung. Die Patienten nahmen das Angebot sehr dankbar an, und die Wirkung war überzeugend: Sie fühlten sich allgemein einfach wesentlich besser, waren nicht mehr so erschöpft und unruhig. Auch gaben sie an, weniger Angst und mehr Zuversicht zu haben. Sie fühlten sich weniger gestresst und hatten nicht so häufig Schlafstörungen. Die Wirkung wurde mit Fragebögen dokumentiert und wissenschaftlich ausgewertet.

■ *Hilfe nach Operationen*

In einer internistischen Abteilung gibt es immer viele frisch operierte Patienten, die die ersten Tage mit den Nachwirkungen der Narkose, mit Schmerzen und Unruhe zu kämpfen haben. Schwester Charlotte arbeitet in einem großen Krankenhaus in Berlin und ist eine erfahrene Therapeutic-Touch-Behandlerin. Die Kollegen und auch die Pflegedienstleitung wissen über ihre besonderen Fähigkeiten Bescheid und nehmen immer wieder auch selbst ihre Hilfe in Anspruch, wenn es ihnen gerade nicht so gutgeht. Mittlerweile hat es sich fast zu einer festen Gewohnheit entwickelt, dass Schwester Charlotte erst einmal eine Runde in den Patientenzimmern machen darf, wenn ihre Schicht anfängt. Die Kollegen berichten dann vorher, welche Patienten heute besondere Bedürfnisse haben. Hat jemand außergewöhnlich starke Schmerzen oder ist jemand sehr unruhig oder ängstlich? Dann nimmt die Krankenpflegerin sich Zeit für eine kurze Therapeutic-Touch-Behandlung und auch mal für ein Gespräch. Und alle profitieren davon; den Patienten geht es anschließend besser, und die Kollegen werden nicht ganz so häufig zu den Patienten gerufen.

■ *Spastik lösen*

In einer neurologischen Abteilung eines österreichischen Krankenhauses hatte eine Patientin mit multipler Sklerose eine erhöhte Spastik in der rechten Hand. Die Patientin benötigte aufgrund dieser Spastik Hilfe bei der Körperpflege. Die linke Körperhälfte konnte sie zwar selbst waschen, die rechte aber nicht. Mit kurzen Therapeutic-Touch-Behandlungen, die alle vier Tage parallel zur Körperpflege durchgeführt wurden, wollte man erreichen, dass die Patientin sich selbstständig waschen könnte. Nach drei Wochen wurde die Patientin entlassen. Bis dahin hatte sich die Spastik in der rechten Hand so weit gebessert, dass die Patientin nur noch Hilfe beim Waschen des Rückens benötigte. Alles andere konnte sie bereits selbst machen.

■ *Therapeutic Touch für Wachkomapatienten*

Heike M. arbeitete viele Jahre in einem Pflegezentrum für Schwerst-Schädel-Hirn-Verletzte und konnte dort auch Therapeutic Touch in die Pflege integrieren.
»Ich nehme zuerst verbalen Kontakt mit den Patienten auf und erkläre ihnen, was ich tun werde. Dann fange ich langsam an, mit meinen Händen körperlichen Kontakt aufzunehmen, indem ich langsame Streichbewegungen

mache. Dadurch haben die Patienten Zeit, sich an die Berührung zu gewöhnen und den eigenen Körper wahrzunehmen. Meine Bewegungen sind erst ganz sanft, später etwas spürbarer. Wenn der Körper mit Stresssignalen reagiert, halte ich inne und warte, bis die Anspannung sich legt. Später lasse ich zusätzlich zu der konkreten Berührung auch Energie über meine Hände in den Körper einfließen. Parallel spreche ich die ganze Zeit mit den Patienten und sage ihnen, was ich gerade tue. An den Monitoren sehe ich, dass der Puls sich normalisiert. Wenn ich auch sonst keine Stresszeichen mehr bekomme, spreche ich nicht mehr und lasse nur noch Energie strömen. In der Regel sind die Patienten innerhalb kurzer Zeit ganz entspannt, und manche schlafen sogar ein.«

▪ *Nach einer Operation*

Andrea Lange ist Krankenschwester und arbeitet im Aufwachraum mit Patienten, die gerade eine Operation mit Narkose hinter sich haben.

»Eine Patientin kam zu uns in den Aufwachraum, weil sie sehr starke Schmerzen an der frisch operierten Wirbelsäule hatte. Sie bekam bei uns starke Schmerzmittel, und irgendwann war sie so weit, dass sie wieder auf die Station gebracht werden konnte. Meine Kollegin fragte sie, ob alles okay sei, und sie sagte uns, dass die Schmerzen im Rücken jetzt weg seien, aber die Knieschmerzen habe sie immer noch. Sie müsse wohl irgendwann auch noch ihr Knie operieren lassen. Ich legte meine Hände auf ihr Knie und machte einfach Therapeutic Touch, ohne ihr zu sagen, was ich denn da genau mache. Meine Kollegin, die weder wusste, dass ich Therapeutic Touch mache, noch, was Therapeutic Touch ist, schaute mich komisch an und sagte: ›Sag mal, Andrea, was machst du denn da? Handauflegen oder was?‹ Daraufhin sagte die Patientin: ›Lassen Sie sie nur! Die Frau hat heilende Hände.‹«

▪ *Therapeutic Touch in der Onkologie*

Dr. Christoph von Schilling ist Chefarzt in der Onkologie im Klinikum Freising. Im Gespräch berichtet er: »Als onkologische Abteilung im Klinikum Freising haben wir uns nach einer Möglichkeit umgesehen, unseren Patienten eine Verbindung aus positiver und spiritueller Erfahrung, aus Körpererfahrung und Körperausdruck anzubieten. Unsere Therapieformen in der Klinik sind manchmal sehr technisch und mechanisch, und die Patienten brauchen darüber hinaus natürlich noch mehr. Wir haben keine bestimmte Therapieform gesucht, sondern viele persönliche Empfehlungen haben uns zu Carole Dinomais geführt. Auch wenn ihre Methoden für uns als Krankenhaus erst mal fremd waren. Aber die Mischung aus energetischer und spiritueller Arbeit, Traditioneller Chinesischer Medizin und Ernährungsberatung hat uns gut gefallen. Und ich muss sagen, es hat sich auch sehr gut mit unserer Arbeit vertragen. Uns war es zum Beispiel sehr wichtig, dass hier nicht jemand von außen hinzukommt, der dogmatische Vorstellungen von Krebsentstehung und Heilung hat und womöglich gegen unseren Behandlungsansatz arbeitet. Uns war außerdem auch wichtig, dass die Patienten dort abgeholt werden, wo sie in ihrer persönlichen Entwicklung gerade stehen. Es sollten keine Personengruppen ausgeschlossen werden. Aber wir hatten schon im Vorgespräch gemerkt, dass es eine gute Balance zwischen ihren Vorstellungen und unseren gibt.

Sehr schnell konnte das Interesse jener Patienten geweckt werden, die offen für eine aktive spirituelle Auseinandersetzung mit ihrer Situation sind. Die Ernährungsberatung kam gut bei den Patienten an, denn viele suchen hier nach einer Möglichkeit, ihren Körper zu stärken. Dadurch wurde Resilienz zur Überwindung von Phasen der körperlichen Belastung gefördert und auch persönliches Vertrauen geschaffen.

Im Laufe der gemeinsamen Arbeit haben wir gesehen, dass die Patienten, die sich von dem Angebot einer spirituellen und berührenden Arbeit angesprochen fühlten, dadurch viel offener für Gespräche wurden und ihre persönlich empfundenen Probleme besser verkraftet haben. Sie gaben an, dadurch deutlich mehr Lebensenergie zu empfinden.

Da es nie unser Ziel war, diese Effekte mit einem validierten Instrument zu messen, bestimmten wir zum Beispiel den subjektiven Nutzen bei der Bewältigung von Erschöpfung und Depression anhand der Fähigkeit der Patienten, ihre bisher übermächtigen und schlecht definierten Probleme besser zu begreifen und praktisch anzugehen. Hier machten wir erfreuliche Erfahrungen, vor allem in der Geschwindigkeit der Besserung, die allein durch Gespräche und psychoonkologische Betreuung vorher nicht erreicht worden war. Natürlich konnte hier nicht zwischen einem Nutzen der objektiven Arbeit und der Persönlichkeit von Carole bei ihrer Vermittlung

unterschieden werden; diese Betrachtung war für uns aber von sekundärer Bedeutung.
Wir haben diesen Effekt zwar nicht in einer Studie belegen können – dafür standen uns weder zeitliche noch finanzielle Mittel zur Verfügung –, aber ich denke, eine Studie hätte sowohl eine seelische als auch eine körperliche Wirksamkeit gezeigt.
Die Tatsache, dass dieser neue Weg in der Klinik stattfand, hat auch das Vertrauen und die Verbindung zu den Ärzten gestärkt. Es hat den Patienten gutgetan, dass eine Regenerierung möglich ist an dem Ort, an dem Bestrahlung und Chemotherapie stattfanden. Auch für uns eine sehr sinnvolle Kombination.
Teilweise haben die Patienten über Monate davon profitiert, dass ihre Lebensqualität verbessert wurde. Es wurde leichter, auch mal vor die Tür zu gehen, sich auf oder über etwas zu freuen. Es gab deutlich weniger Angst. Insgesamt würde ich sagen, dass die Ergebnisse weit über meine Erwartungen hinausgingen.
Auch Kollegen, die zuerst skeptisch waren, haben es gemerkt. Und im Patientenverein, der diese Arbeit finanzierte, kam mehr Unterstützung von Außenstehenden, die ebenfalls den Erfolg bemerkt haben.
Ich würde mir unbedingt wünschen, dass wir diese Arbeit fortsetzen können.«
Carole Dinomais, die im Klinikum Freising diese besondere Aufgabe übernahm, wurde in Frankreich geboren. In jungen Jahren zog sie nach Deutschland. In München kam sie in Kontakt mit Heilkundigen aus den unterschiedlichsten Traditionen und entwickelte ein tiefes Bedürfnis danach, heilerisch tätig zu sein. Kurze Zeit

nachdem sie sich zur Therapeutic-Touch-Anwenderin ausbilden ließ, bekam sie das Angebot, im Klinikum Freising zu arbeiten.

Einige Male in der Woche besuchte sie dort über mehrere Jahre die onkologische Abteilung, bevor sie sich später ganz ihrer eigenen Praxis widmete. Von den Pflegern und Ärzten wurde sie informiert, wer um eine Behandlung gebeten hatte oder wer dieses Mal eine Behandlung besonders nötig hätte.

Dieses ungewöhnlich großzügige Angebot war für die Patienten kostenlos. Finanziert wurde die Arbeit von Frau Dinomais über einen Patientenverein.

In ihrer Arbeit vermischte sie Therapeutic Touch mit anderen Heiltraditionen, um den Schwerkranken und Sterbenden optimal begleiten zu können. Manchmal kamen ihre Kenntnisse der Traditionellen Chinesischen Medizin und der Ernährungsberatung zum Einsatz, wenn es darum ging, die Nebenwirkungen der Chemotherapie zu lindern und die körperlichen Kräfte wiederaufzubauen.

Oft waren es eher die Angehörigen, die energetische Hilfe brauchten, manchmal auch einfach ein offenes Herz und eine feste Umarmung. Und immer wieder ging es um die energetische »Vermittlung« des Zustandes des Patienten, wenn dieser sich nicht mehr mitteilen konnte.

»In meiner Arbeit geht es nicht um Heilung im Sinne von ›Krankheit entfernen‹. Höchstens darum, Beschwerden zu lindern. Noch häufiger darum, die Angst zu nehmen und die Seele auf die jetzt anstehenden Schritte und das Loslassen vorzubereiten und dabei zu unterstützen.« So Carole Dinomais. Keine leichte Aufgabe. Aber für sie ist es eine Berufung.

Auf die Frage, was diese intensive Arbeit, die oft im Grenzbereich zwischen Leben und Tod stattfindet, mit ihr persönlich gemacht hat, antwortete sie: »Ich habe heute selbst weniger Angst vor dem Sterben. Es ist wirklich nur eine Schwelle hinüber in einen anderen Zustand.«
Ihr großer Wunsch wäre es, diese Art Arbeit intensiv fortsetzen zu können. Und dass in der onkologischen Arbeit immer häufiger gefragt wird, was Krebspatienten wirklich brauchen und was sie aktuell davon nicht bekommen.

▪ *Therapeutic Touch in einem Gefängnis*

Krankenschwester Petra B. arbeitet auf der Krankenstation in einer Justizvollzugsanstalt. Nachdem sie vor einigen Jahren die Ausbildung zum Therapeutic Touch Practitioner gemacht hatte, war sie zuerst etwas betrübt darüber, dass sie diese Arbeit wohl niemals auf ihrer Arbeitsstelle integrieren könnte. Denn ihre Patienten im Gefängnis waren die »ganz harten Jungs« – meist schwerkriminelle und gewalttätige Männer, die oft zusätzlich ein Drogenproblem hatten. Hier war nicht an eine »Arbeit im Energiefeld« und »heilsame Berührung« zu denken.
Zu ihrer täglichen Arbeit gehörte oft die Situation, dass sie in die Gefängniszelle eines Insassen gerufen wurde – häufig wegen starker Muskelschmerzen, die beim Drogenentzug entstehen können. Zu ihrem persönlichen Schutz wurde sie dabei von zwei Justizbeamten begleitet, denn es konnte nie ausgeschlossen werden, dass Insassen gewalttätig wurden. Oft bestand die Behandlung darin, dass eine Salbe auf die schmerzenden Körperstellen aufgetragen werden musste. Da Schwester Petra allzu

gern die Wirkung ihrer neu gelernten Fähigkeiten ausprobieren wollte, nutzte sie diese Gelegenheit, beim Einreiben der Salbe ganz unauffällig gleichzeitig Energie zu geben, um den Schmerz zu lindern und den Insassen zu beruhigen.

Eines Tages wurde sie zum Chefarzt gerufen und gefragt, was sie denn eigentlich mit den Insassen mache.

Sie war völlig überrumpelt und meinte nur: »Wieso? Ich mache doch nur, was Sie angeordnet haben. Ich trage Salben auf und verabreiche Medikamente.«

Daraufhin meinte der Arzt, es sei ihm aber aufgefallen, dass die Insassen nach den Besuchen von Schwester Petra wesentlich ruhiger wären und für längere Zeit keine Medikamente oder weitere Behandlungen angefordert hätten. Insgesamt wären sie einfach weniger schwierig. Er hätte das jetzt länger beobachtet und deshalb die Krankenberichte der Insassen, die sie betreut hatte, besonders im Blick gehabt.

Sie berichtete ihm dann ganz offen von ihren neuen Fähigkeiten und ihrer Ausbildung und brachte ihm Informationen über Therapeutic Touch mit. Gemeinsam beschlossen sie, dass sie erst mal mit diesen Behandlungen fortfahren sollte, damit man beobachten könne, ob die gute Wirkung weiter anhält. Dies konnte bestätigt werden. Nach einiger Zeit bekam Schwester Petra sogar die offizielle Erlaubnis, Therapeutic-Touch-Behandlungen während ihrer Arbeitszeit durchzuführen. Der oberste Dienstherr im betreffenden Bundesland hatte sich mit dieser Behandlungsvariante einverstanden erklärt.

▪ *Heilsame Berührung beim Zahnarzt*

Unvorstellbar? Die meisten von uns werden sich im Behandlungsstuhl eines Zahnarztes nicht gerade wohlfühlen oder gar tief entspannen. Und bislang konnte man Zahnärzte mit einem ganzheitlichen Behandlungsansatz eher mit der Lupe suchen. Aber die Zeiten ändern sich.
Die eazf GmbH – die Europäische Akademie für zahnärztliche Fort- und Weiterbildung – ist die Fortbildungseinrichtung der Bayerischen Landeszahnärztekammer. Mit mehr als 8000 Teilnehmern im Jahr ist die eazf bundesweit der größte Anbieter im Bereich der Fort- und Weiterbildung für Zahnärzte und zahnärztliches Personal. Seit 2014 gehört auch Therapeutic Touch zum Kursangebot in München und Nürnberg. In einer Reihe von Seminaren lernen Zahnärzte und zahnärztliches Personal alles Grundlegende über die »heilsame Berührung«. Natürlich auch, wie man Schmerzen lindern und die Wundheilung anregen kann.
Die besondere Motivation der Zahnärzte, sich gerade mit Therapeutic Touch zu beschäftigen, ist aber die steigende Zahl der sogenannten Angstpatienten. Das sind Patienten, die sich beim Zahnarzt nicht nur unwohl fühlen, sondern mit ernstzunehmenden Angstzuständen reagieren. Nicht immer ist diese schwierige Situation für Patient und Zahnarzt mit Schmerzmitteln oder gar einer Narkose zu lösen. Hier bietet Therapeutic Touch eine Möglichkeit, die Angst der Patienten zu reduzieren und die Spannung zu lösen.

THERAPEUTIC TOUCH IN HOSPIZEN

▪ *Sterben gehört zum Leben*

Das Ricam Hospiz ist der Pionier unter den Berliner Hospizen. Diese Einrichtung »über den Dächern von Berlin« war bei ihrer Gründung 1998 das allererste stationäre Hospiz in Berlin und hat heute noch Vorbildcharakter.

Ich durfte an einem Tag bei Ricam Gast sein. Schon beim Betreten der großen Dachetage in einem eher unscheinbar wirkenden Gebäude mitten im deutsch-türkischen Trubel in Berlin-Neukölln war ich angenehm überrascht über die hellen, offenen Räume und die ausgesprochen persönliche Wärme, mit der die Besucher empfangen werden. Hier oben hat man das Gefühl, ganz weit von der Hektik der Großstadt entfernt zu sein. Ein einladender Wintergarten und eine schön bepflanzte großzügige Dachterrasse ergänzen diese fast häusliche Atmosphäre. Alles ist offen und weitläufig.

Es gibt fünfzehn Einzelzimmer – alle haben Zugang zu blumengeschmückten Balkons. Manche kleine Baudetails haben eine große Wirkung. In einigen Zimmern gibt es eine kleine, verglaste Schräge an der Decke. Für Bettlägerige entsteht dadurch eine wohltuende öffnende Wirkung: keine Begrenzung nach oben.

Hier arbeitet ein hoch qualifiziertes professionelles Team zusammen mit einer großen Zahl ehrenamtlicher Helfer,

um eine letzte Zeit in Würde und Respekt für Patienten zu ermöglichen.
Wer hierhin kommt, weiß, dass es auf das Lebensende zugeht, und hat in der Regel eine lange Leidensgeschichte hinter sich. Schwere medizinische Behandlungen mit Operationen, Chemotherapien, Bestrahlungen. Bangen und Hoffen – oft über eine sehr lange Zeit. Jetzt geht es nur noch darum, diese letzten Schritte, so gut es geht, zu gestalten, so wenig Schmerzen und Beschwerden wie möglich zu haben und all das zu regeln, was noch ansteht – wichtige Gespräche führen, seine Angelegenheiten regeln, Abschied nehmen von der Familie.
In dieser Phase ist es enorm wichtig, dass es Personal gibt, das körperliche Beschwerden lindern kann und sich Zeit für Gespräche und Trostspenden nimmt. Hier arbeitet das Team im Ricam Hospiz nach dem Motto: »Es geht nicht darum, dem Leben mehr Tage zu geben, sondern den Tagen mehr Leben.« Mehrere Angestellte und ehrenamtliche Mitarbeiter haben Therapeutic Touch gelernt. Eine davon ist Gerlinde Scholdei. Sie ist eine erfahrene Krankenschwester und arbeitet jetzt schon viele Jahre im Ricam Hospiz. Während ihrer Arbeit integriert sie Therapeutic Touch, sooft sie kann – natürlich immer nur, wenn der Patient damit einverstanden ist.
Sie berichtet aus ihrer Arbeit: »Häufig haben die Patienten Schmerzen, Luftnot und Unruhe – fast immer gekoppelt mit Angstgefühlen. Meine Aufgabe ist es dann, zeitnah für eine Symptomlinderung zu sorgen. Denn Unruhe und Angst führen zusammen zu Atemnot, und dann haben wir einen Teufelskreis, den wir erst mal unterbrechen müssen.

Bei bestimmten Krankheitsbildern zeigt sich Atemnot verbunden mit Unruhe und Angst. Hier sorge ich zuerst – wenn möglich – für eine andere Körperposition, setze den Patienten auf oder stelle sein Bettkopfteil etwas höher und öffne das Fenster, wenn der Patient es wünscht. Ich erzähle ihm, dass ich eine Behandlungsmethode namens Therapeutic Touch gelernt habe, mit der wir versuchen können, die Luftnot zu lindern: Parallel dazu biete ich ein angeordnetes Medikament an. Falls eine Behandlung mit Therapeutic Touch parallel gewünscht wird, verabreiche ich das Mittel und überbrücke die Zeit mit Therapeutic Touch, bis das Medikament wirkt. Wenn der Patient erst mal nur Therapeutic Touch haben will, behandele ich bis zur Symptomlinderung, meist ohne danach das Medikament zu benötigen.

Wenn der Patient nicht sprechen kann, vereinbare ich nonverbale Zeichen wie Handgesten, damit ich weiß, er ist einverstanden mit dem, was ich tun werde. Noch nie hat ein Patient diese Hilfe abgelehnt. Manche fragen am nächsten Tag, was ich eigentlich getan habe. Und viele sagen: ›Es hat mich so sehr entspannt – können Sie das wieder tun?‹

Ich erinnere mich zum Beispiel an eine Frau, die so gern geistig klar sein wollte, wenn ihre Familie kam. Das war für sie ein großes Stück Lebensqualität – mit den Angehörigen und Freunden sprechen zu können. Es stand aber ein schmerzhafter Verbandwechsel an. Da die Schmerzmittel etwas schläfrig machen, habe ich ihr vor dem Verbandwechsel Therapeutic Touch gegeben. Sie schaffte es dann ohne zusätzliche Schmerzmittel und konnte ihren Besuch in einem wachen und klaren Zustand empfangen.

Ich frage den Patienten jeweils, welche Beschwerden zur Zeit am schlimmsten sind – die Schmerzen, die Luftnot oder die Angst. Dann fange ich an, einzelne Körperstellen zu bearbeiten. Meist lege ich die Hände auf zwei verschiedene Stellen und ›verschiebe‹ die Energie zwischen meinen Händen, bis ich das Gefühl habe, jetzt kann ich die überschüssige Energie ableiten. Das Ableiten klappt am besten über die Füße oder die Arme des Patienten. Zum Schluss gebe ich immer neue Energie hinein, meist über eine andere Körperstelle.

Wenn starke Atemnot besteht, gebe ich Energie über eine Hand in den oberen Rückenbereich hinein und leite die Energie gleichzeitig mit der anderen Hand nach vorn aus dem Brustbereich hinaus. Durch dieses ›Durchspülen‹ wird der Druck in der Brust in der Regel leichter, und der Patient kann besser atmen. ›Jetzt habe ich mehr Platz‹, ist oft die Reaktion. Gleichzeitig ist mehr Ruhe und Entspannung eingetreten.

Wenn jemand zum Beispiel einen Tumor hat, behandle ich nicht den Tumor direkt. Wir bewirken ja keine Heilung im Sinne von ›Entfernen der Krankheit‹ – es geht immer nur um Symptomlinderung. Oft sind die Symptome durch einen Energiestau im Körper verstärkt, dann leite ich immer wieder Energie ab. Oder ich versuche, die zu große Hitze in Kühle umzuwandeln.

Auch bei Schmerzen klappt das Verschieben und Ausleiten der Energie am besten. Oft verfolgen die Patienten gespannt, was geschieht, und können erstaunlich oft genau sagen, wo ich gerade energetisch arbeite und was es mit ihnen macht.

Mittlerweile werden auch andere Kollegen ausgebildet,

sodass ich Unterstützung bekommen werde. In Teamsitzungen habe ich Therapeutic Touch auch schon für die Mitarbeiter vorgestellt und die Fragen der Kollegen beantwortet.

Meine Kollegen bieten auch andere alternative Methoden an, zum Beispiel Aromapflege, Einreibungen und Musiktherapie, und wir schauen immer, was aktuell helfen kann. Therapeutic Touch hat hier keine Sonderstellung, sondern ist ein Teil eines Gesamtangebots.

Kollegen bitten auch manchmal selbst um Hilfe, wenn sie gerade körperliche Beschwerden haben und die Qualität ihrer Arbeit nicht davon eingeschränkt werden soll. Wenn sie die Wirkung am eigenen Körper erfahren haben, können sie den Patienten natürlich auch besser erklären, worum es hier geht.

In der Regel gebe ich jeden Tag Therapeutic-Touch-Behandlungen. An manchen Tagen ist es natürlich nicht möglich – zum Beispiel wenn wir besonders viel zu tun haben, weil einige Kollegen krank sind. Aber dann fehlt mir etwas, die Nähe und die Intensität mit den Patienten. Diese Arbeit findet während meiner normalen Arbeitszeit statt, ich muss dafür keine Überstunden machen. Es gehört zu meinen Aufgaben als Krankenschwester, die Pflege zu erweitern, und das mache ich mit Therapeutic Touch, wie auch mit Aromatherapie, Einreibungen und anderem.

Eine klassische Therapeutic-Touch-Behandlung mit einem standardisierten Ablauf ist fast nicht möglich. Ich kann zum Beispiel nicht zuerst den Körper scannen oder das Energiefeld glätten, denn bei uns ist zeitnahes Handeln erforderlich. Es geht ja um eine absolute akute

Not. Ich muss dann auf andere Wahrnehmungen vertrauen, damit ich immer in Sekundenschnelle weiß, was ich tun muss.
Nachts gibt es häufige Probleme wie Ängste und existenzielle Not, die nicht nur Medikamente erfordern, sondern den Menschen am Krankenbett, der zuhört, der einfach da ist, der die Hand hält, der eine Fuß- oder Rückeneinreibung mit Aromapflege oder Therapeutic Touch zur Entspannung anbietet.
Früher konnte ich in manchen Notsituationen nur die Hand halten. Jetzt halte ich auch die Hand, aber gebe gleichzeitig Energie. Für die Angehörigen wirkt das alles ganz normal und unauffällig. Mit den Angehörigen spreche ich selten darüber, denn sie sind mit ganz anderen Gedanken und Gefühlen beschäftigt. Sie merken nur, dass der Patient sich beruhigt. Nach dem Sterben des Patienten führen wir immer ein Abschlussgespräch mit den Angehörigen. Dann kommen manchmal Bemerkungen wie: ›Es hat mich doch sehr beeindruckt, was Sie damals gemacht haben, was war das eigentlich?‹ Und dann sprechen wir darüber.
Wir verabschieden uns auch immer vom Verstorbenen. Das sind stets sehr bewegende Momente, denn über die Wochen bei uns sind oft enge Bindungen entstanden.
Für mich ist Therapeutic Touch ein Geschenk, sowohl für mich selbst als auch für die Patienten. Es gibt uns allen Kraft und hat die Qualität meiner Arbeit entscheidend verändert.«
Ich darf Gerlinde Scholdei an diesem Tag bei der Arbeit begleiten und bin beeindruckt von der Selbstverständlichkeit, mit der sie Therapeutic Touch »zwischendurch«

anwendet, und von der sichtbar tiefen Wirkung bei den Patienten. Diese sehr erdverbundene und sensitive Frau »lebt« Therapeutic Touch mit einer großen Natürlichkeit – es ist ein Teil von ihr geworden.

▪ *»Diese Arbeit macht mich glücklich«*

Im Ricam Hospiz treffe ich auch Elisabeth Schmidt. Die Krankenpflegerin gehörte 1998 zum allerersten Ricam-Team, nachdem zwei Krankenschwestern das Wunder fertiggebracht hatten, eine solche Einrichtung gegen alle Widerstände und Widrigkeiten auf die Beine zu stellen. Damals gab es vor allem sehr viele Aidskranke, und die Notwendigkeit von Hospizen war unübersehbar, aber niemand war bereit, Geld dafür zu investieren. Nach vielen Mühen sah es so aus, als würde das Projekt an der Finanzierung scheitern. In der Verzweiflung erinnerten sie sich an den Sinnspruch »Und wenn ich wüsste, dass die Welt morgen unterginge, würde ich heute noch einen Apfelbaum pflanzen«. Genauso haben sie es gemacht – es wurde ein Apfelbaum gepflanzt. Und zwei Wochen später kam die Zusage der Finanzierung. Noch heute steht dieser Apfelbaum in der Einrichtung als Zeichen der Hoffnung und Zuversicht, dass es trotz allem immer weitergeht.

Vier Jahre lang war Elisabeth Schmidt hauptamtlich im Ricam Hospiz engagiert – getragen vom Elan und von den Visionen der Aufbaujahre. Bis ein Wirbelsäulenschaden ihr ein weiteres Arbeiten in der Pflege unmöglich machte. Aber zu Hause bleiben und Ricam verlassen ging gar nicht. Was also tun? Sie entschied sich für ein weiteres Engagement als ehrenamtliche Mitarbeiterin. Als solche muss sie nicht Patienten heben oder andere körperlich schwere Arbeit leisten und kann dennoch mit all ihrer Erfahrung dabei sein. So ist sie heute immer wieder als Sitzwache vor Ort.

Was ist denn so faszinierend an dieser Arbeit, dass sie sogar als Frührentnerin weiterarbeitet? »In all meinen Jahren hier bin ich immer froh zur Arbeit gegangen und froh wieder nach Hause. Diese Arbeit ist so befriedigend. Wir befinden uns an den Grenzen des Lebens – manche nennen uns ›Hebammen des Todes‹, denn wir helfen beim Übergang aus diesem Leben. Ich habe Kinderkrankenschwester gelernt, und manchmal denke ich, diese Arbeit ist nur an der anderen Seite des Lebens. Bei einem anderen Übergang. Ich habe meine Eltern früh verloren. Es war eine ganz traumatische Erfahrung, weil ich so hilflos war. Und hier erlebe ich einen so heilsamen Umgang mit dem Sterben. Ich bin immer wieder glücklich, wenn der Abschied und der Übergang gut verlaufen, wenn Trauer da sein darf, aber keine schockähnlichen Erlebnisse entstehen.«

Natürlich gibt es auch schwierige Situationen für die Angestellten. Deshalb finden regelmäßig Teamgespräche statt, und es wird Supervision angeboten.

■ *In Frieden sterben – sich in Frieden mit dem Tod auseinandersetzen*

»Ich sehe, wie ängstlich Patienten aus den Krankenhäusern zu uns kommen und hier wieder zu Ruhe kommen«, sagt Elisabeth Schmidt. »Hier müssen sie nicht mehr

funktionieren, hier werden sie nicht in einen hektischen Krankenhausalltag hineingezwängt. Zum Beispiel dürfen sie selbst entscheiden, wann sie essen wollen und, soweit möglich, was sie essen wollen. Es wird in der Einrichtung gekocht. Die Köche bemühen sich, wenn es irgendwie machbar ist, auch auf Sonderwünsche einzugehen. Manchmal sagt ein Patient ›Ich habe es in meinem Leben noch nie so gut gehabt.‹ Der Tod wird oft verdrängt. Aber bei uns dürfen der Tod und das Sterben sein. Und das Sterben kann sogar eine heilsame Zeit sein – für die Patienten selbst und auch für die Angehörigen.«
Das Personal bemüht sich, auf alle Sorgen und Fragen einzugehen. Manchmal auch einfach nur zuzuhören. Und so weit wie möglich Ängste zu nehmen.

▪ *»Nicht ins Siechenhaus«*

Eine wichtige Aufgabe sind auch Gespräche mit Angehörigen. Diese haben oft ein schlechtes Gewissen, wenn sie die Kranken nicht (länger) zu Hause behalten können. Und manchmal haben sie schreckliche Vorstellungen von Hospizen. Elisabeth Schmidt erinnert sich an einen älteren Mann, der sich mit Händen und Füßen dagegen wehrte, seine Frau ins Hospiz zu geben, obwohl die Pflege zu Hause schon längst seine Kräfte überschritt. Er wolle seine Frau aber »nicht ins Siechenhaus geben«. Seine Kinder überredeten ihn, sich die Einrichtung wenigstens einmal anzusehen. Als er es betrat, blieb er erst regungslos stehen. »Ihr wollt mich wohl auf den Arm nehmen – das hier ist kein Hospiz.« Diese helle, freundliche Atmosphäre war für ihn alles andere als ein »Siechenhaus«.

Meist erkennen die Angehörigen schon nach kurzer Zeit, dass die Patienten hier wirklich gut aufgehoben sind und fast familiär behandelt werden. Angehörige können Tag und Nacht dabei sein – oft wird ein Extrabett zur Verfügung gestellt –, und sie können auch das Krankenzimmer verlassen und Ansprechpartner finden, für Gedanken und Sorgen, für klärende Gespräche. Manchmal müssen sie Schmerzliches loswerden. Oder Hilfe bekommen, wenn alte Konflikte versöhnt werden wollen. Manchmal geht es auch darum, nach vielen Jahren um Verzeihung zu bitten. Alle Gefühle dürfen sein.
Hier können die Angehörigen sich auf den Abschied konzentrieren und in guter Begleitung langsam loslassen.
Wenn jemand verstorben ist, werden Blumen und Kerzen aufgestellt. Die Angehörigen können in Ruhe Abschied nehmen. Sie wählen selbst, ob sie eine kleine gemeinsame Zeremonie mit den Angestellten haben wollen oder ob man sie ganz in Ruhe lassen soll. Manchmal hat der Verstorbene auch schon entschieden, wie der Abschied gestaltet werden soll.
Hier wird auch nach dem Tod sehr respektvoll mit den Patienten umgegangen. Das Personal verabschiedet sich immer gemeinsam von jedem Verstorbenen.
In einer stillen Ecke steht ein Tisch mit Kerzen, Blumen und einem Gedenkbuch mit Fotos der Verstorbenen. Hier finde ich diese Worte von Angehörigen:
»Wir haben uns sehr getragen und unterstützt gefühlt. Wir haben gespürt, dass wir es mit Menschen zu tun haben, die wissen, was man als kranker Mensch und auch als Angehöriger braucht.«
»Ich bedanke mich für das ›Vorparadies‹.«

»Danke. Ich danke allen Menschen, die hier jeder an seinem Platz arbeiten. Ich danke für die positive Energie, die ich hier erfahren durfte. Ich danke für diesen Ort des Mitgefühls, der Würde und des Respekts. Ich danke, dass hier für die Seele eine Zeit des Heilens möglich sein konnte. Ich danke, dass mein Vater das erfahren durfte.«
Auch nach dem Tod der Patienten werden Angehörige betreut. So finden regelmäßige Trauergruppen und Gedenkfeiern für die Verstorbenen statt.
Ein wirklich beeindruckender und bewegender Ort – mit außergewöhnlichen Menschen.

THERAPEUTIC TOUCH FÜR DIE PERSÖNLICHE ENTWICKLUNG

Die Wirkung einer Energiebehandlung bleibt nicht nur auf den Körper beschränkt. Wenn mehr Energie zur Verfügung steht, fällt es wesentlich leichter, innere Schritte zu gehen. In meiner eigenen Arbeit gehören die psychischen und seelischen Fragen in hohem Maße zum Heilungsprozess dazu. Während einer Sitzung gehe ich oft mit dem Klienten in die tieferen Schichten des aktuellen Problems. Wir schauen uns die Verstrickungen und Verletzungen an, die eventuell zu körperlichen Symptomen geführt haben. Oft liegen diese weit zurück. Die gemeinsame innere Reise, die wir daraufhin unternehmen, ist manchmal sowohl von Tränen als auch von Lachen begleitet – und letztendlich von unendlicher Erleichterung, wenn nach langer Zeit eine alte, schwere Last abgelegt werden kann.

▪ *Alter Schmerz*

Eine 55-jährige Frau berichtete von heftigen Schmerzen im unteren Rücken, die seit Jahren andauerten und trotz Osteopathie, Akupunktur und Massagen nicht in den Griff zu bekommen waren. Ich ging gezielt sehr tief mit Energie in die verspannten Muskeln hinein, tiefer, als es mit einer reinen manuellen Massage möglich ist.

Schon bei der ersten Sitzung spürte ich an den schmerzenden Stellen eine tiefe Trauer, sprach es aber erst an, nachdem sie einige Male bei mir gewesen war und eine Vertrauensbasis aufgebaut war. Dann bat ich sie, mit ihrer Aufmerksamkeit gemeinsam mit mir in die schmerzenden Stellen hineinzugehen und nachzuspüren, was sich dort befindet. Erst bat ich sie, die Stelle zu beschreiben – die Größe, Form, Farbe und Substanz. Das fiel ihr sehr leicht. Über diese ersten Wahrnehmungen war die Tür offen für die nächste Frage: Welche Gefühle befinden sich hier? Während sie nachspürte, fügte ich ununterbrochen Energie hinzu und löste Verhärtungen. Bald wusste sie, welches Gefühl an dieser Stelle vorherrschte. Eine tiefe Trauer. Das dahinterliegende Thema war ihr schnell klar, wenn auch in diesem Fall für die Klientin sehr überraschend. Sie hatte vor einigen Jahren ihren Lebenspartner durch seinen plötzlichen Tod verloren. Kurz danach erfuhr sie, dass er seit Jahren eine weitere Beziehung gehabt hatte, sogar mit einer Frau aus ihrem gemeinsamen Freundeskreis. Durch diesen Schock und die darauffolgende Wut und tiefe Verletzung hatte sie sich nie wirklich erlaubt, tief um ihn und ihre verlorene Liebe zu trauern.

Während sie jetzt zum ersten Mal nach Jahren Tränen zulassen konnte, gingen wir gemeinsam an die Arbeit, die wunden Stellen energetisch zu verändern. Was dort nicht gut war, wurde weggenommen, was verändert werden sollte, bekam eine neue Farbe, eine andere Struktur oder Dichte. Es fiel ihr sehr leicht, diese mentalen Veränderungen mitzugestalten. Es waren nur wenige Termine notwendig, bis der Rücken wieder schmerzfrei war und nicht mehr die Aufgabe hatte, auf den noch offenen Schmerz in ihrem Leben hinzuweisen.

Bei einer Krebserkrankung

In meine Praxis kommen Menschen mit einer Krebsdiagnose in der Regel erst, nachdem der Tumor operativ entfernt worden ist. Dann aber meistens während oder direkt nach der Chemotherapie oder Bestrahlungsphase. Die Hauptaufgabe in dieser Situation ist natürlich die allgemeine körperliche Stärkung und Erholung, aber auch das Zurückgewinnen des eigenen Körpers. Nach der traumatischen Diagnose, oft verbunden mit einem schnellen Operationstermin, gerät man in die Maschinerie eines Krankenhausablaufs und der späteren Behandlungs- und Kontrolltermine. Viele Patienten haben in dieser Zeit das Gefühl, dass ihr Körper von ihnen abgetrennt funktioniert und sie keinerlei Einfluss mehr auf ihn haben. Sie fühlen sich zwischen den verschiedenen Behandlungssituationen hin und her geschoben und sind als Person gar nicht so richtig da.

Abgesehen von der energetischen Versorgung der körperlichen Operationswunde gilt es jetzt auch, die seelischen und psychischen Wunden zu heilen. Hauptthemen sind immer wieder, den Schock der Diagnose zu verarbeiten und zu lernen, mit der darauffolgenden Angst umzugehen. Eine Angst, die nicht automatisch bei erfolgreichem Abschluss der Chemotherapie mit gutem Befund ein Ende hat, sondern viele Betroffenen ein Leben lang begleitet.

Persönlich arbeite ich besonders gern mit diesen Klienten, denn durch die neu geschenkte Lebenszeit sind sie oft bereit, auf Spuren- und manchmal Schatzsuche in der Tiefe ihrer Persönlichkeit zu gehen und klare und mutige Entscheidungen für die Zukunft zu treffen. So gestalten sich viele Therapiesitzungen wie kleine Reisen zu den eigenen Stärken und Potenzialen.

Neue Nähe in der Familie

In manchen Familien ist es aus unterschiedlichsten Gründen nicht üblich, liebevolle körperliche Berührungen auszutauschen. So haben manche Kinder nur selten erlebt, dass die Eltern sie wirklich in den Arm genommen und gestreichelt haben. Diese körperliche Distanz bleibt dann oft auch im Erwachsenenalter.

- ***»Das war aber schön«***

Als frisch gebackener Therapeutic Touch Practitioner hat Christine W. auch ihrer Mutter angeboten, die Wirkung einer solchen Behandlung zu spüren, zumal es der Mutter körperlich nicht so gut ging. Sie hätte aber nie gedacht, dass sie zustimmen würde, denn die Mutter hatte sich früher noch nicht einmal auf eine Massage eingelassen, wenn ihre Schultern mal nach harter Gartenarbeit verspannt waren. Das Verhältnis der beiden war eher kühl, und Christine W. hat immer darunter gelitten, dass die Mutter so fern und geistig abwesend wirkte. Auch vermied sie körperliche Nähe zu ihrem Kind. So fühlte Christine W. sich nicht wirklich geliebt. Aber diese erste Therapeutic-Touch-Behandlung hat sie erstaunlicher-

weise akzeptiert, und hinterher meinte sie sogar: »Das war aber schön.«
Die Tochter hatte Tränen in den Augen, als sie später davon berichtete. In den folgenden Monaten bat die Mutter mehrfach um solche Behandlungen, und das Verhältnis der beiden besserte sich wesentlich.

■ *Abwehr aufgeben*

Birgit K. hatte große Probleme mit ihrer Tochter, die sehr viel Abstand brauchte. Sie wollte wenig Kontakt haben und machte der Mutter immer wieder große Vorwürfe wegen Ereignissen, die sich in der Kindheit ereignet hatten – und sie klagte auch Dinge ein, die die Mutter ihr damals aus unterschiedlichen Gründen nicht geben konnte.
Als sie von den neuen Fähigkeiten ihrer Mutter hörte, wollte sie sich zuerst auf gar keinen Fall behandeln lassen. Irgendwann gab es aber eine akute Krankheitssituation, und in der Not hat sie das Hilfsangebot angenommen. Anfangs eher ängstlich und mit dem großen Bedürfnis, die Situation »im Griff« zu haben. Sie wollte die Augen nicht schließen und lag sehr angespannt auf der Massageliege. Aber allmählich ließ sie sich auf die entspannende Wirkung ein und wollte nach der Behandlung schon gar nicht mehr aufstehen. Später ließ sie immer wieder Behandlungen zu, und Mutter und Tochter haben – auch ohne groß darüber reden zu müssen – beide sichtlich diese neue Nähe genießen können. Auch das ist eine besondere Form der Heilung.

WIE FÜHLT SICH EINE BEHANDLUNG AN?

■ ***»Alles wird leicht«***

»Sanft berühren die Hände der Therapeutin zuerst meine Füße und Beine. Ein prickelndes, warmes Gefühl entsteht überall dort, wo ihre Hände liegen, und verteilt sich in sanften Strahlen von dort aus überallhin. Mein Atem geht tiefer, ich sinke weich in die Polsterung der Massageliege hinein. Die Gedanken driften ab, und innere Bilder entstehen. Langsam füllt diese wohlige, entspannende Wärme den ganzen Körper. Die Therapeutin berührt einzelne Körperstellen länger, und ich spüre, wie die Zellen zu prickeln anfangen. Der Kopf ist wie in Watte gepackt und gleichzeitig ganz klar und hell. In dieser tiefen Entspannung wird mir auf einmal klar, mit welchen Themen ich mich gerade auseinandersetze und wie ich aktuelle Probleme lösen kann. Alles wird leicht.«

So habe ich meine letzte Energiebehandlung durch eine Kollegin erlebt. Jede Behandlung ist aber anders. Manchmal bleibt die Wirkung rein auf der körperlichen Ebene; eventuelle Schmerzen gehen zurück, Verspannungen lösen sich, belastete Körperbereiche werden gestärkt. Oft ist die seelische oder psychische Ebene aber genauso bedürftig und nutzt die zusätzliche Energie, um aktuelle oder sogar ganz alte Probleme zu lösen. Manchmal ganz leicht und fast nebenbei – ohne in alte Dramen oder Erinnerungen erneut tief einsteigen zu müssen. Andere Klienten beschreiben Therapeutic-Touch-Behandlungen wie folgt:

- »Anfangs fiel es mir schon schwer, mich auf die Behandlung zu konzentrieren. Die Gedanken schwirrten noch in Alltagsproblemen herum. Aber nach und nach gelang es mir, meinen Körper deutlicher wahrzunehmen. Ein wohliges, warmes Gefühl breitete sich aus. Nach einer Weile hat die Therapeutin die Hände eine Zeit lang ruhig auf einer Stelle liegen lassen. Da entstand ein zartes, helles Licht in mir. Langsam wurde es immer heller und kräftiger. Ich hatte das Gefühl, dass mein Körper und meine Seele wieder eine Einheit wurden. Es war ein tiefes Loslassen und eine große Erleichterung.«
- »Zuerst entstand nur Druck überall im Kopf, aber nach kurzer Zeit spürte ich, wie etwas von diesem Druck und die dazugehörende Spannung langsam nach unten geleitet wurden. Ich hatte das Gefühl, als gäbe es so etwas wie ein Rohr mitten durch meinen Körper – vom Kopf zu den Füßen –, und durch dieses Rohr flossen jetzt der Druck und die Spannung nach unten. Gleichzeitig nahm ich eine wirbelnde Bewegung in meinem Kopf wahr. Die Therapeutin berührte meine Schädeldecke, und ich hatte fast sofort das Gefühl, dass sich so etwas wie ein Ventil nach oben öffnete, sodass auch der Druck im Kopf entweichen konnte. Danach dachte ich beinahe, ich könnte fliegen; als

würde sich mein Körper tatsächlich einige Zentimeter oberhalb der Liege befinden.«

- »Ich war sehr durcheinander, als ich zum Behandlungstermin kam. Durch verschiedene körperliche Beschwerden hatte ich das Gefühl, mein Körper mache gerade, was er wolle, und ich hätte keinerlei Einfluss mehr darauf. Die einzelnen Körperteile, vor allem die besonders schmerzhaften, fühlten sich wie abgetrennt oder teilweise sehr feindlich an. Während der Behandlung war ich erst nur froh, dass ich langsam wieder in einen entspannten Zustand kam. Nach und nach spürte ich aber noch, wie alle Teile meines Körpers wieder zu mir ›zurückkamen‹. Sie gehörten wieder zu mir, als wäre ich neu zusammengesetzt worden.«
- »Nach sehr trüben Tagen, in denen ich die Sorge hatte, wieder in einen depressiven Zustand zu versinken, beschloss ich, mir eine Therapeutic-Touch-Behandlung zu gönnen. Die Therapeutin kannte mich gut, und wir mussten gar nicht viel miteinander über die aktuelle Situation reden. Innerhalb weniger Minuten spürte ich, wie es in mir heller wurde. Der Körper wurde leichter, und auf meinem Gesicht entstand ein leichtes Lächeln – jedenfalls fühlte es sich so an, ohne dass ich es selbst sehen konnte. Nach einiger Zeit fühlte ich mich ›wie in anderen Sphären‹, und ich hatte das intensive Gefühl, dass ich in diesem neuen Zustand um Hilfe bitten darf und dass diese Hilfe vielleicht durch höhere Kräfte zu mir kommen könnte. Nach der Behandlung ging es mir noch einige Wochen richtig gut.«
- »Mein Körper wurde viel größer und leichter. Obwohl ich sonst fast immer friere, fühlte ich mich wohlig

warm. Ich wurde mir meines Selbst zunehmend bewusst und erkannte immer klarer meine Grenzen. Selten habe ich mich so getragen gefühlt.«

- »Ich kann es gar nicht erklären, aber ich hatte ein sehr eindringliches Gefühl, in einem heilenden Raum zu sein – als könnten hier Dinge geschehen, auf die ich keinen direkten oder willentlichen Einfluss habe. Das war eine tiefe Segenserfahrung.«
- Ein neunjähriges Kind sagte einmal während der Behandlung: »In mir ist so eine Wohlfühligkeit« – eine wunderbare Wortschöpfung, die dieses Gefühl genau trifft.
- »In dieser tiefen Entspannung fühle ich mich so gut aufgehoben. Ich bin ganz wach und aufmerksam, und gleichzeitig fühle ich mich so sehr in Frieden wie lange nicht mehr.«
- »In meinem Kopf entstehen richtige Wirbelströme. Ich kann die Formen und sogar Farben richtig deutlich vor meinem inneren Auge sehen. Die Farben verändern sich. Manche bleiben länger, andere fließen schnell ineinander, fast schneller, als ich sie erfassen kann. Die Farben, die länger bleiben, sind gerade heute besonders wohltuend.«
- »Ehrlich gesagt erinnert mich das Gefühl während einer Behandlung an einen leichten Rausch. Ich könnte fast abheben. Und gleichzeitig stehen meine Füße auf ganz festem Grund.«
- »Nach der Behandlung möchte ich nur noch schweigen und allein sein. In mir ist so viel passiert, dass ich es erst mal sortieren muss. Aber es ist ein wohliges Allein- und Stillsein. Ich fühle mich reich beschenkt.«

- »Irgendwann während der Behandlung wird mir klar, dass ich eine Kraftquelle in mir habe und ich mich nur noch immer wieder daran erinnern muss.«
- »Ich bin meinen Gefühlen nah und spüre unendliches Vertrauen in die heilenden Kräfte, die mich umgeben. Das ist so schön, dass ich Tränen in den Augen habe.«
- »Ich werde wieder zu einer Einheit zusammengefügt. Ich spüre meine Füße, und mein Kopf klärt sich auf. Es ist so wohltuend, wenn der Körper wieder ganz spürbar wird.«

Oft spürt man nicht gleich während oder direkt nach der Behandlung die ganz große Veränderung. Es ist aber etwas in Gang gekommen und erst Tage oder gar Wochen später zeigen sich die Ergebnisse:

- »Karla P. war zu mir gekommen, weil sie sich erschöpft fühlte und keine Kraft für anstehende Entscheidungen hatte. Später berichtete sie, sie hätte tagelang nach der ersten Behandlung das Gefühl gehabt, der ganze Körper würde sich neu ›justieren‹. Sie hätte ihre Gliedmaßen und ihren Platz, ihre körperliche Ausdehnung in der Welt neu ›begreifen‹ müssen. Nicht nur ihre körperliche Position wurde klarer. Ganz nebenbei konnte sie auf einmal weitreichende Entscheidungen mit unerwartet großer Leichtigkeit treffen – ohne das übliche Zögern und Hadern.«
- »Eine Klientin rief einige Tage nach der ersten Behandlung an und fragte: ›Was haben Sie mit mir getan? Ich habe einen solchen Energieschub und packe lauter Dinge an, die ich schon ewig vor mir herschiebe.‹«

- »Andrea F. hat eine Krebsdiagnose und leidet zurzeit sehr darunter, dass sie vor lauter Sorgen und Ängsten nachts nicht mehr richtig schlafen kann. Aber bereits nach der zweiten Behandlung berichtet sie, dass sie jetzt zum ersten Mal nach langer Zeit drei Nächte hintereinander wieder durchschlafen konnte.«
- »Nach den Behandlungen bin ich meist gut gelaunt und lache viel. Diese Wirkung hält bei mir noch Tage an. Ich bin dann so zufrieden mit mir.«
- »Ich fühle mich meistens nach den Behandlungen für mehrere Wochen wieder ›stimmig‹. Als wäre ich tatsächlich wie ein Instrument ›gestimmt‹ worden, sodass ich wieder gut klinge und harmonisch bin.«

BEHANDLUNGSANLEITUNGEN

Da wir keine Krankheiten behandeln, sondern energetische Zustände, die körperliche Beschwerden verursachen können, schauen wir nicht nach den physischen Zuständen von Organen und Körperteilen, sondern erfassen lediglich das Energiesystem, um zu erkennen, wo das Problem aktuell liegt. Die folgenden Anregungen sind nur eine Möglichkeit, die angegebenen Störungen zu behandeln. Viel wichtiger ist es, selbst zu erspüren, was gerade nicht in Ordnung ist und was die betreffende Person genau für die Linderung dieser Beschwerden braucht. Diese Anleitungen können mit den klassischen Therapeutic-Touch-Behandlungsschritten kombiniert werden oder davon getrennt angewendet werden.

Kopfschmerzen

Variante 1

Prüfen Sie das Energiefeld um den Kopf. Achten Sie besonders auf die Größe des Feldes und ob es einen Größenunterschied auf den beiden Seiten des Kopfes gibt. Wenn jemand starke Kopfschmerzen hat, ist das Energiefeld oft auf einer Seite stärker ausgeprägt als auf der anderen. Legen Sie die eine Hand auf die stärker ausgeprägte Seite des Kopfes. Auf der anderen Seite berührt die andere Hand den Kopf leicht, nimmt die Energie dort auf und löst sich dann vom Kopf in langsamen, gleitenden, ausleitenden Bewegungen, so als würden Sie einen Energiestrang hier herausziehen. So kann der »Überdruck« auf der einen Kopfseite über die andere Seite ausgeleitet werden.

Wenn beide Seiten gleich waren, machen Sie es wie oben beschrieben, aber wechseln Sie die Seitenrichtung nach einer gewissen Zeit.

Variante 2

Lockern Sie die Schultern des Klienten mit einer kleinen Massage, damit eine erste Entspannung eintritt. Spüren Sie anschließend die Energie um den Kopf herum. Berühren Sie dann den Kopf sanft auf beiden Seiten. Dann bewegen Sie die Hände langsam nach außen zu beiden Seiten und »ziehen« gleichzeitig das Energiefeld weiter hinaus. So weit hinaus, wie Sie es für sinnvoll halten. So bekommt der Klient meist ein Gefühl von mehr Weite im Kopf, und die Kopfschmerzen können nachlassen.

Sie können die Varianten 1 und 2 auch gut miteinander kombinieren.

Migräne

Migräne ist ein Sonderfall bei den Kopfschmerzen. Hier ist es ganz wichtig, nicht direkt am Kopf zu arbeiten, denn Migräneanfälle führen zu einem starken Energiestau im Schädel, sodass es gerade falsch wäre, hier weitere Energie hinzuzufügen.

Bei Migräne fangen Sie zuerst an, mit beiden Händen Energie in das Becken hineinzugeben – so lange, bis Sie das Gefühl haben, das Becken ist gut gefüllt. Danach leiten Sie die Energie von der einen Seite im Becken zu einem Fuß herunter, danach von der anderen Seite im Becken zum anderen Fuß. Zum Schluss halten Sie beide Füße in Ihren Händen und geben Energie hinein.

Hauptregel bei Migräne: Energie immer nach unten Richtung Füße lenken und nie im Kopfbereich arbeiten.

Übrigens erleben Menschen mit chronischer Migräne oft einen deutlichen Rückgang der Anfälle – oder zumindest der Intensität der Anfälle –, wenn sie selbst anfangen, energetisch zu arbeiten. Migränepatienten haben eher zu viel als zu wenig Energie, und durch das Weitergeben von Energie können sie sozusagen ein Ventil im eigenen Energiesystem etwas öffnen, überschüssige Energie ablassen und dabei anderen Menschen Gutes tun.

Geistige Überlastung

Wenn der Kopf vor lauter Stress und vielem Nachdenken oder Lernen viel zu voll ist, kann diese Behandlung helfen.

Legen Sie zuerst eine Hand auf den Hinterkopf und die andere Hand auf die Stirn. Schicken Sie die Energie vom Hinterkopf zur Stirn. Nach kurzer Zeit lösen Sie die Hand an der Stirn, nehmen die Energie dort mit und machen Bewegungen, als würden Sie die Energie aus der Stirn nach vorn herausziehen. Dabei schickt die Hand am Hinterkopf weiterhin Energie hinein. Wiederholen Sie diese Geste, bis Sie das Gefühl haben, es wird leichter.

Legen Sie danach beide Hände – wie oben in Variante 2 für Kopfschmerzen beschrieben – an die Seiten des Kopfes oberhalb der Ohren und bewegen Sie Ihre Hände langsam nach außen mit der Absicht, das Energiefeld in Gedanken dabei nach außen zu ziehen und größer zu machen.

Legen Sie die Hände für einen Moment sanft auf die geschlossenen Augen und lösen Sie danach die Hände langsam nach vorn, wobei Sie auch hier das Energiefeld »mitziehen« und größer machen. So bekommt der Klient das Gefühl, dass die Augen mehr Raum gewinnen.

Zum Schluss massieren Sie die Ohren von oben nach unten und ziehen sie leicht nach außen zu beiden Seiten.

Diese Variante kann auch bei Kopfschmerzen helfen.

Hoher Blutdruck

Wenn jemand zu hohen Blutdruck hat, kann es sinnvoll sein, zu prüfen, ob die Nierenregion gut mit Energie versorgt ist. Testen Sie es, indem Sie das Energiefeld im Bereich der Nieren abtasten. Falls es hier an Energie mangelt, legen Sie Ihre Hände auf die Nieren und geben Sie zuerst Energie hinein. Nach einigen Minuten fangen Sie an, die Energie zwischen Ihren beiden Händen beziehungsweise zwischen beiden Nieren hin und her zu schicken, so wie Sie in der Einführung gelernt haben, Energie zielgerichtet zu lenken.

Sehr angenehm ist es auch, wenn Sie zum Schluss jeweils eine Hand auf eine Niere legen und die andere Hand auf den oberen Rücken in Herzhöhe und auch hier die Energie hin und her schicken. Das machen Sie zuerst mit einer Niere, dann mit der anderen.

Bei Bluthochdruck gehen Sie zum Schluss an die Füße und geben dort Energie hinein.

Gelenkschmerzen

Legen Sie Ihre Hände so, dass das schmerzende Gelenk sich zwischen den beiden Händen befindet. Das kann oberhalb und unterhalb des Gelenks sein, an den Seiten oder hinter und vor dem Gelenk. Schicken Sie dann Energie zwischen den Händen hin und her, bis Sie das Gefühl haben, die schmerzende Stelle wird durchlässiger. Dann ziehen Sie die Energie in gleitenden Bewegungen von der schmerzenden Stelle vom Körper weg. Wiederholen Sie diesen letzten Schritt, sooft Sie es für nötig halten.

Knochenbrüche

Bei Knochenbrüchen ist der erste Weg natürlich zum Arzt oder ins Krankenhaus. Aber wenn ein Bruch ärztlich versorgt worden ist, ist es sehr sinnvoll, zusätzlich regelmäßig mit Therapeutic Touch zu behandeln. Es hat sich herausgestellt, dass die übliche Heilungsphase damit verkürzt werden kann und es häufig weniger Komplikationen bei der Knochenheilung gibt. Es ist auch kein Hindernis, wenn man durch einen Gips oder Ähnliches arbeiten muss.

Legen Sie Ihre Hände auf je eine Seite in circa zehn Zentimeter Abstand von der Bruchstelle. Schicken Sie die Energie hin und her durch die Knochenstruktur zwischen Ihren Händen, damit der Energiefluss hier angeregt wird. Achten

Sie darauf, dass es nicht zu einer Stauung kommt. Wenn dies der Fall sein sollte, leiten Sie die Energie eher in weichen Bewegungen nach außen vom Körper weg.

Wunden

Erspüren Sie die Wundstelle so genau wie möglich. Wie fühlt sie sich an? Bei offenen Wunden wird der Körper natürlich nicht physisch berührt, sondern nur das Energiefeld bearbeitet. Bewegen Sie dann Ihre Hände leicht ausstreichend im Energiefeld über der Wundstelle. Stellen Sie sich vor, dass Sie kleine Irritationen und Spannungen im Feld gleich mit ausstreichen können. Wenn sich die Stelle etwas beruhigt hat, können Sie sich vorstellen, dass Ihre energetischen Strömungen kleine »Zickzack«-Formen annehmen, so als würden Sie die Wunde energetisch »zunähen«. Zum Schluss streichen Sie das Energiefeld erneut aus.

Demenz und Alzheimer

Therapeutic Touch kann auch Demenz und Alzheimer natürlich nicht heilen, aber gelegentlich zu einer Linderung der begleitenden Symptome führen wie zum Beispiel Unruhe, Aggression, Verwirrung.

Nicht alle Älteren lassen sich gern berühren. Gehen Sie besonders behutsam mit ihnen um und schauen Sie erst, welche Art und Intensität der Berührung sie überhaupt zulassen. Viele werden aber durch eine sanfte Berührung, zum Beispiel an den Schultern, schon etwas ruhiger.

Schicken Sie Energie über die Schultern, den Rücken oder über eine Berührung der Hände der zu behandelnden Person in den Körper hinein. Meiden Sie den Kopf – nicht, weil es falsch wäre, sondern weil ältere Menschen es höchstwahrscheinlich eher befremdlich finden würden, dort berührt zu werden. Bei diesen Störungen fokussieren Sie auf eine ruhige, harmonische Energie. Bei großer Unruhe nehmen Sie vielleicht die Vorstellung einer blauen Farbe hinzu. In allen Fällen sind klare, frühlingsgrüne Farbtöne förderlich. Schicken Sie die Energie immer von oben nach unten und sorgen Sie für eine gute Erdung.

Allgemeine Stärkung und Beruhigung

Legen Sie die eine Hand in Herzhöhe auf den Rücken des Klienten und geben Sie Energie hinein. Die andere Hand befindet sich auf der Vorderseite des Körpers – ebenfalls in Herzhöhe. Mit dieser Hand »schöpfen« Sie die vom Rücken durchströmende Energie nach vorn in einer fließenden Bewegung vom Körper fort, als könnten Sie die Energie in einen Strom nach vorn leiten, während Sie kontinuierlich neue Energie vom Rücken wieder nachfließen lassen. Eventuell stellen Sie sich dabei die Farbe Grün vor.

Diese Behandlungsvariante eignet sich besonders für Schwerkranke oder Menschen in einer aufgewühlten Situation, die vor allem Stärkung und Ruhe brauchen.

Behandlungen für Kinder

Natürlich haben Kinder nicht unbedingt Beschwerden, die nicht auch Erwachsene haben können. Die folgenden Anregungen sind nur einige Beispiele, die besonders häufig bei Kindern Anwendung finden können.

Grundsätzlich gilt bei Kindern, dass Behandlungen wesentlich schneller und leichter erfolgen. Ihr Energiesystem ist noch so durchlässig, dass sehr schnell eine Veränderung eintritt. Je jünger, desto schneller. Oft ist ein Kind in wenigen Minuten vollständig behandelt.

Kinder sind sehr sensibel und spüren oft sehr genau, was während einer Behandlung in ihrem Körper passiert. Sie können manchmal sogar Farben und Bewegungsformen der Energie beschreiben. Und sie setzen klare Grenzen, wann es ihnen reicht. Diese sollten natürlich immer respektiert werden.

Einschlafprobleme

Wenn Kinder nicht einschlafen können, hat es oft eine gute Wirkung, wenn man die Stelle zwischen den Augenbrauen berührt und dort eine sanfte Energie hineingibt. Anschließend berührt man die Füße, schickt dort Energie hinein, sorgt zusätzlich hier für Wärme und eine gute Erdung.

Bauchweh bei Kindern

Kinder reagieren oft ganz allgemein auf Unwohlsein, indem sie in ihrer eigenen Wahrnehmung Bauchschmerzen haben, obwohl nicht unbedingt eine Bauchkrankheit vorliegt. In solchen Fällen hat es sich bewährt, den Bauch mit sanften kreisenden Bewegungen zu berühren, parallel Energie hineinzugeben und die Kreise nach einer Weile langsam vom Bauch wegzubewegen – immer höher, wie in einer Spirale. Dabei bleiben Sie in der energetischen Verbindung, sodass die Energie im Körper mit in die Spiralbewegung gehen kann. Zum Schluss machen Sie eine Bewegung, als würden Sie den Schmerz vorsichtig aus dem Körper herausziehen. Oft genügt diese Behandlung, um die Störung zu lindern, oder sie entspannt so weit, dass es sich klarer zeigt, wo die eigentliche Störung vorliegt.

MEHR ENERGIE FÜR DEN ALLTAG! ÜBUNGEN ZUR STÄRKUNG

Wenn Sie Energie übertragen wollen, müssen Sie zuerst dafür sorgen, dass Sie selbst genügend Energie haben. Auch wenn wir nichts von der eigenen Körperenergie geben, sondern ein Teil des uns umgebenden Energieflusses sind, brauchen wir Energie für die Aktivierung. Auf einer höheren energetischen Ebene ist es außerdem wesentlich leichter, Informationen über das Energiefeld zu erspüren und mit voller Aufmerksamkeit beim Klienten zu sein.

Grundsätzlich ist es immer besser – und angenehmer –, sich von jemand anderem behandeln zu lassen. Allein schon das Gefühl, dass sich jemand um einen kümmert und man selbst loslassen kann, hat eine stärkende Wirkung. Und die andere Person kann intensiver Energie von außen in unser Energiesystem hineinleiten, als wir es selbst vermögen. Dennoch ist es natürlich auch möglich, sich selbst zu behandeln. Sie können alle in diesem Buch angegebenen Behandlungsvarianten in abgewandelter Form auch für sich anwenden. Dabei ist es oft sinnvoll, nicht nur über die Hände Energie zu geben, sondern die Behandlungen auch mit einer intensiven Wahrnehmung und Visualisierung zu verbinden. Hier einige Möglichkeiten:

ÜBUNG *Den Körper wahrnehmen*

Sorgen Sie für eine ungestörte Zeit. Am bequemsten ist diese Übung im Liegen.

Spüren Sie zuerst in sich hinein. Wie geht es Ihnen gerade? Sind Sie unruhig, erschöpft oder eher recht entspannt?

Lassen Sie uns jetzt eine Energiereise durch den Körper beginnen. Nehmen Sie zuerst Ihren rechten großen Zeh wahr. Wie fühlt er sich an? Machen Sie keine weiteren Schritte in dieser Übung, bis Sie wirklich das Gefühl haben, Sie spüren Ihren rechten großen Zeh jetzt ganz genau.

Gehen Sie dann nach und nach weiter zu den einzelnen anderen Zehen am rechten Fuß und wiederholen Sie überall die genaue Wahrnehmung der einzelnen Körperteile. Machen Sie das Gleiche mit den Zehen am linken Fuß – erst der große Zeh, dann nacheinander die anderen Zehen. Nehmen Sie Ihre beiden Füße wahr, dann die Unterschenkel, Knie, Oberschenkel, Leisten. Lassen Sie sich Zeit. Wie fühlt sich das Becken an, der Bauch, die einzelnen Organe, der Brustkorb, der Rücken, die Arme? Zum Schluss spüren Sie die Schultern, den Hals, das Gesicht und den gesamten Kopf.

Wenn Sie unterwegs auf dieser Reise durch den Körper zu einer Stelle kommen, die sich nicht so gut anfühlt – vielleicht ist dieser Bereich gerade nicht ganz gesund, schmerzhaft oder er macht etwas Probleme –, dann gehen Sie besonders liebevoll damit um. Stellen Sie sich in Ihrer Vorstellung ganz freundlich vor diesen Körperteil und fragen Sie, was er braucht. Mehr Entspannung, ein Loslassen, tiefe Wärme? Was könnte noch heilsam sein? Eine besondere Farbe? Gibt es eine helfende Geste oder ein stärkendes Wort? Brauchen Sie Hilfe von außen oder können Sie selbst etwas tun? Lassen Sie den Körperteil wirklich »sprechen«, und lassen Sie sich überraschen, was er Ihnen sagt.

Legen Sie Ihre Hände dann spontan dorthin, wo die Hände jetzt hinwollen, und lassen Sie die Energie dort so lange fließen, bis es sich besser anfühlt.

ÜBUNG *Den Körper erden*

Stellen Sie sich hin. Die Füße sind circa 40 Zentimeter auseinander und zeigen gerade und parallel nach vorn. Die Knie sind locker und können leicht schwingen. Kippen Sie das Becken leicht nach vorne. Der Rücken ist gerade. Lassen Sie die Schultern bewusst sinken. Strecken Sie den Hals ein wenig und richten Sie den Kopf auf. In dieser Position atmen Sie einige Male tief ein und aus.

Stellen Sie sich dann vor, dass Sie durch die Schädeldecke einatmen und über die Fußsohlen wieder ausatmen können. Immer nur diese eine Richtung. Durch die Schädeldecke einatmen, durch die Fußsohlen in die Erde ausatmen. Wiederholen Sie diese Atmung mindestens zwanzigmal.

ÜBUNG *Wurzeln schlagen*

Im Sitzen oder Stehen stellen Sie sich vor, dass Ihre Füße über ihre normale Größe hinauswachsen können. Bei jedem Atemzug wachsen sie noch ein Stück. Die Füße werden ganz breit und lang und wachsen eventuell sogar wie lange Wurzeln in die Tiefe. Machen Sie diese Übung zwei, drei Minuten lang. Zum Schluss stellen Sie sich vor, dass Ihre mittlerweile riesengroßen

Füße tiefrot und sehr warm werden. Wie fest sind Sie jetzt mit dem Boden verbunden?

ÜBUNG *Den Energiefluss aktivieren*

Atmen Sie einige Male tief ein und aus. Stellen Sie sich dann vor, dass Sie mit jeder tiefen Einatmung eine richtige Energiewelle in den Körper hereinlassen. Spüren Sie nach, was diese Energiewelle in Ihrem Körper bewirkt. Wo fließt sie genau hin? Wie fühlt es sich jetzt dort an? Versuchen Sie, mit jeder neuen Energiewelle immer mehr Teile Ihres Körpers mit frischer Energie aufzuladen, bis Sie sich richtig gestärkt und erholt fühlen.

ÜBUNG *Goldene Kugel im Becken*

Diese Übung geht sowohl im Sitzen oder Stehen als auch im Liegen. Legen Sie die Hände nebeneinander oder übereinander circa zwei Fingerbreit unterhalb des Nabels. Was nehmen Sie dort wahr? Ist die Haut warm oder kalt? Wie fühlt es sich im Inneren des Beckenraumes an? Fühlt es sich eher gefüllt oder leer an? Nehmen Sie eine Farbe wahr?

Stellen Sie sich dann vor, dass sich eine kleine goldene Kugel im Becken befindet – ganz tief in Ihrem Körper. Bei jedem Atemzug wird die goldene Kugel etwas größer, wärmer und leuchtet immer intensiver. Machen Sie diese Übung so lange, bis die goldene Kugel den gesamten Beckenraum ausfüllt und diesen hell und warm erleuchtet. Lassen Sie sich mindestens fünf Minuten Zeit für diese Übung.

ÜBUNG *Die Energie der Erde aufnehmen*

Diese Übung ist besonders schön, wenn Sie sie ungestört in der freien Natur ausführen können. Stellen Sie sich hin. Die Füße sind weit auseinander. Die Knie sind locker. Schwingen Sie das Becken in der Form einer liegenden Acht. Die Richtung spielt keine Rolle und kann nach einer Weile auch geändert werden. Lassen Sie die Arme und Hände sanft mitschwingen und halten Sie dabei die Handflächen nach unten. Wenn Sie in der Natur üben, kann es sein, dass Sie die Energie der Erde besonders stark über Ihre Hände erspüren. Es kann prickeln und warm werden. Machen Sie diese Übung circa zehn Minuten und genießen Sie die beruhigende und gleichzeitig aktivierende Wirkung.

ÜBUNG *Energie schöpfen*

Stellen Sie sich in einer breiten Beinstellung hin. Mit den Armen machen Sie eine weite umschließende Bewegung nach unten bis zum Boden, so als würden Sie einen großen Ball vom Boden aufheben wollen. Heben Sie den imaginären »Ball« hoch – die Handflächen zeigen dabei nach oben. In Brusthöhe drehen Sie zuerst die Handflächen nach unten, anschließend legen Sie die beiden Handrücken aneinander – dabei zeigen die Fingerspitzen nach unten. Die Arme machen eine große Bewegung nach oben über den Kopf, so weit die Arme reichen. Danach gehen die Hände auseinander, die Arme werden weit zu den Seiten hinausgestreckt und an den Seiten wieder heruntergesenkt. Die Handflächen zeigen dabei nach unten. Wiederholen Sie diese Übung circa zehnmal.

ÜBUNG *Entspannung bei Stress*

Im Stehen lassen Sie das Becken kreisförmig oder ganz frei schwingen. Die Richtung spielt keine Rolle. Nehmen Sie die Arme in eine tänzelnde Bewegung mit. Lassen Sie dabei den Unterkiefer etwas »absacken«, wie es manchmal im Schlaf von allein geschieht. Lassen Sie die Gedanken und Probleme des heutigen Tages als ein kaum verständliches, aber deutlich hörbares »Brabbeln« hinaus. Der Kiefer bleibt gelöst.

Nach einer Weile fangen Sie an, »wilde« Grimassen mit Ihrem Gesicht zu schneiden. Das »Brabbeln« geht dabei weiter. Durch das Grimassenschneiden werden Meridianpunkte im Gesicht aktiviert und gelockert. Das »Brabbeln« befreit den Kopf von belastenden Gedanken.

Machen Sie diese Übung circa drei, vier Minuten lang. Wie fühlen Sie sich danach? Gelöster? Entspannter? Vielleicht etwas leichter im Kopf?

ÜBUNG *Das Blickfeld weiten*

Setzen Sie sich und halten Sie Ihre Hände mit den Handflächen zueinander vors Gesicht, so wie wir es vom Gebet kennen. Schauen Sie sich die zu Ihnen zeigenden Handkanten und Daumen an. Während Sie weiterhin auf die Hände schauen, bewegen Sie nun Ihre Hände im Zeitlupentempo auseinander – die rechte Hand bewegt sich nach rechts und die linke nach links. Lassen Sie Ihre Augen so lange aus den Augenwinkeln nach rechts und links schauen, bis die Hände ganz aus Ihrem Blickwinkel verschwinden. Genießen Sie die Entspannung der Augen und die neue Weite im Kopf.

ÜBUNG *Frische Energie mit den Füßen anregen*

Ziehen Sie die Schuhe aus und wippen Sie fünf Minuten mit beiden Füßen von der Ferse zu den Zehenspitzen und wieder zurück. Achten Sie darauf, dass möglichst die ganze Fußsohle auf dem Boden abrollt. Damit aktivieren Sie das gesamte Energiesystem, denn es werden die Chakren 1 (Ferse) bis 7 (Zehenspitzen) angesprochen.

Diese Übung können Sie auch gut im Gehen machen, dann sollten Sie möglichst barfuß laufen oder in Schuhen mit sehr weichen Sohlen.

ÜBUNG *Frische Energie mit den Händen anregen*

Eine ähnliche Wirkung können Sie mit den Händen erreichen. Massieren Sie die eine Hand mit der anderen in kreisenden, festen Bewegungen. Beginnen Sie dabei an der Handwurzel und arbeiten Sie sich über die Handmitte zu den einzelnen Fingern und bis zu den Fingerkuppen vor. Dabei aktivieren Sie auch hier das ganze Energiesystem über die Chakren 1 (Handwurzel) bis 7 (Fingerkuppen).

ÜBUNG *Die Knie kreisen lassen*

Stellen Sie sich hin, beugen Sie sich leicht nach vorn und legen Sie die Hände auf die Kniescheiben. Gehen Sie dabei ein wenig in die Hocke. Der Rücken ist gerade, aber leicht nach vorn geneigt. Die Fußsohlen bleiben auf dem Boden. Machen Sie jetzt mit den Knien große Kreisbewegungen im Uhrzeigersinn. Nach circa einer Minute ändern Sie die Richtung und lassen die Knie für die gleiche Zeit gegen den Uhrzeigersinn drehen.

Diese Übung sorgt für mehr Energie, lockert gleichzeitig aber auch die Knie und beugt Kniebeschwerden vor.

ÜBUNG *Den Himmel begrüßen*

Auch diese Übung ist besonders intensiv, wenn sie in der Natur unter freiem Himmel ausgeführt werden kann.

Stellen Sie sich hüftbreit hin. Heben Sie die Arme an den Seiten hoch. Die Handflächen zeigen nach oben. Die Arme gehen bis auf Kopfhöhe, nicht über den Kopf, der Rücken und der Kopf neigen sich leicht nach hinten. Das Gesicht zeigt nach oben, als würden Sie den Himmel begrüßen. Bleiben Sie einen Moment in dieser Position stehen und genießen Sie das Hineinströmen frischer Energie.

ÜBUNG *Die Energie schieben*

Stellen Sie sich hüftbreit hin. Winkeln Sie die Arme seitlich neben dem Körper an, sodass die Handflächen auf der Höhe des Brustkorbs nach vorn zeigen. Beim Ausatmen »schieben« Sie die Energie mit den Handflächen langsam nach vorn, bis die Arme fast ausgestreckt sind. Gleichzeitig gehen Sie sanft in die Hocke. Es ist wichtig, darauf zu achten, dass die Arme nicht ganz durchgedrückt werden, sondern dass die Ellenbogen leicht angewinkelt bleiben. Die Handflächen zeigen weiterhin nach vorn. Aus dieser Position ziehen Sie danach die Arme wieder zurück. Atmen Sie dabei ein und strecken Sie die Beine wieder. Wiederholen Sie diese Bewegung zehnmal.

ÜBUNG *Meridiane aktivieren*

Stellen Sie sich mit breit ausgestellten Beinen hin. Mit den beiden Handflächen fangen Sie an, die Innenseiten der beiden Beine von unten am Fußgelenk nach oben bis zum Oberschenkelansatz sanft abzuklopfen. Danach klopfen Sie die Beine an den Vorderseiten wieder bis zum Fußgelenk hinunter. Im nächsten Schritt klopfen Sie wieder an den Innenseiten der Beine hoch, aber diesmal klopfen Sie an den Außenseiten der Beine hinunter. Im dritten Schritt klopfen Sie erneut an den Innenseiten der Beine hoch und diesmal die Rückseiten der Beine wieder hinunter. Wiederholen Sie diese drei Schritte mindestens zweimal.

Dann stellen Sie sich wieder aufrecht hin, strecken einen Arm zur Seite und klopfen die Innenseite des Arms von oben am Schulteransatz nach unten bis zu den Fingerspitzen. Im Anschluss wird der Arm an der Außenseite wieder nach oben bis zur Schulter geklopft. Machen Sie diese Übung circa fünfmal, bevor Sie zum anderen Arm wechseln und dort alles wiederholen.

Zum Schluss klopfen Sie mit beiden Händen auf den Brustkorb.

ÜBUNG *Die Wirbelsäule lockern*

Stellen Sie sich hüftbreit hin. Beugen Sie den Rücken langsam vor und nach unten, so weit es geht, und lassen Sie Ihre Arme und Ihren Kopf locker nach unten hängen. Atmen Sie aus. Beim Einatmen richten Sie Ihre Wirbelsäule Wirbel für Wirbel wieder langsam hoch und heben im Anschluss die Arme über den Kopf. Neigen Sie den Rücken dabei leicht nach hinten. Strecken Sie Ihre Arme horizontal zu den Seiten aus und bewegen Sie Ihren Oberkörper in dieser Position einige Male langsam nach links und rechts.

Dann lassen Sie die Arme wieder nach unten, beugen Ihren Rücken wieder nach unten und wiederholen die Übung circa fünfmal.

ÜBUNG *Das Lichtbad*

Setzen oder legen Sie sich bequem hin für diese innere Reinigungs- und Stärkungsübung.

Stellen Sie sich vor, wie Sie durch eine wunderschöne Landschaft wandern. Es ist Sommer, die Sonne scheint, und Sie hören nichts außer den Geräuschen der Natur. In der Nähe plätschert Wasser, und Sie entdecken einen kleinen Wasserfall, der in einen See mündet. Sie gehen näher und finden eine Stelle unter dem Wasserfall, wo Sie sicher stehen können – ein flacher Stein oder ein Stück Fels. Lassen Sie das Wasser sanft auf sich hinuntersprühen. Stellen Sie sich vor, dass das fließende Wasser jetzt die Fähigkeit hätte, alles Dunkle, Verbrauchte und Ungute aus Ihrem Körper hinauszuspülen. Immer kommt dabei frisches, reines, lichtgetränktes Wasser von oben nach. Und unten fließt alles verbrauchte wieder aus Ihrem Körper. Bleiben Sie in dieser Vorstellung, bis Sie sich gründlich gereinigt und gestärkt fühlen, und gehen Sie dann bewusst wieder aus dem Sprühregen des Wasserfalls hinaus.

ÜBUNG *Kopfschmerzen*

Variante 1

Setzen oder legen Sie sich hin. Spüren Sie in Ihren Kopf hinein. Wo ist der Schmerz genau? Wie »sieht« die Schmerzstelle aus? Wie groß ist sie? Welche Farbe hat sie? Dann stellen Sie sich vor, der Energiefluss in Ihrem Kopf würde anfangen, horizontale Kreise in der Höhe der Schmerzstelle zu ziehen. An der konkreten Schmerzstelle darf bei jeder Umkreisung ein Teil des Schmerzes »mitgerissen« werden und löst sich unterwegs auf. Machen Sie diese Kreisimaginationen so lange, bis die Schmerzstelle sich verändert hat. Das bedeutet nicht unbedingt, dass der Schmerz schon ganz weg ist, denn das bedarf meistens etwas Nachwirkzeit. Es genügt, dass Sie eine erste Veränderung wahrnehmen.

Spüren Sie dann noch mal in Ihren Kopf hinein. Legen Sie Ihre Hände sanft über die Ohren und den Bereich oberhalb der Ohren, sodass Sie den Kopf ganz zart berühren. Spüren Sie die Energie dort und bewegen Sie dann Ihre Hände langsam weit nach außen zu beiden Seiten hin – mit der Vorstellung, dass Sie das Energiefeld »mitnehmen« und erweitern könnten. Eventuell wiederholen Sie diesen Schritt einige Male, bis Sie das Gefühl haben, dass ganz viel Raum um Ihren Kopf entstanden ist.

Lassen Sie diese Behandlung ein paar Stunden nachwirken,

während Sie zu Ihren Alltagsaktivitäten zurückkehren. Wenn die Schmerzen danach immer noch nicht weg sein sollten, kann die Behandlung wiederholt werden.

Variante 2

Auf welcher Seite des Kopfes sitzt der Schmerz? Links oder rechts? Stellen Sie sich vor, Sie könnten auf dieser Seite in den Kopf einatmen und auf der anderen Seite des Kopfes ausatmen. Wiederholen Sie diese besondere Art der Atmung mindestens zwanzig- bis dreißigmal. Wenn es bequem möglich ist, zum Beispiel wenn Sie liegen, können Sie die Wirkung verstärken, indem Sie Ihre Hände auf die beiden Seiten des Kopfes legen und mit der Einatmung gleichzeitig Energie in die schmerzende Kopfseite hineingeben und mit der Ausatmung die Energie auf der anderen Seite wieder ausströmen lassen. Die Hand, die die ausströmende Energie empfängt, bewegt sich damit mehrfach in gleitenden Bewegungen vom Kopf weg.

Das Gleiche können Sie vom Hinterkopf zur Stirn machen und umgekehrt.

Zum Schluss atmen Sie in Ihrer Vorstellung fünf-, sechsmal nach oben durch die Schädeldecke aus.

ÜBUNG *Unruhe und Stress*

Setzen Sie sich aufrecht hin. Spüren Sie, wie die Energie im Körper verteilt ist. Wo ist gerade mehr? Wo ist weniger? Sie merken es daran, dass Sie sich selbst deutlicher dort wahrnehmen können, wo gerade mehr Energie ist. Die Wahrscheinlichkeit ist groß, dass Sie in einer belasteten Situation im Kopf- oder Oberkörperbereich wesentlich besser mit Energie versorgt sind als im unteren Bereich. Wo geht die Trennlinie im Körper zwischen »mehr« und »weniger« Energie?

Wenn Sie diese Übergangsstelle ungefähr ahnen, stellen Sie sich vor, diese Trennlinie wäre so etwas wie eine Falltür in einem Boden. Wie der frühere Zugang zum Keller in alten Gebäuden. Öffnen Sie die Falltür langsam und erlauben Sie, dass die Energie aus den »oberen Stockwerken« Ihres Körpers nach und nach in den unteren »Keller«-Bereich sinken kann. Unterstützen Sie diese Energiebewegung, indem Sie Ihre Hände zum Beispiel in den Beckenbereich oder auf die Oberschenkel legen und dort zusätzlich Energie hineinströmen lassen. Machen Sie diese Übung, bis Sie das Gefühl haben, dass die Energiemenge in den oberen und unteren Körperbereichen gleichmäßig verteilt ist. Prüfen Sie vor allem auch, ob Sie jetzt genügend Energie in Ihren Füßen bemerken. Spüren Sie den Boden unter den Fußsohlen und bewegen Sie die Füße etwas.

ÜBUNG *Schmerzen*

Spüren Sie in die Schmerzstelle hinein. Streichen Sie über das Energiefeld der betroffenen Stelle und leiten Sie Energie in langsamen, ausstreichenden Bewegungen von dort weg. Stellen Sie sich dabei vor, Sie könnten den Schmerz durch Ihre Handbewegungen wegleiten. Verändert sich der Schmerz? Müssen Sie den Rhythmus ändern? Vielleicht stärker, deutlicher ausstreichen?

Gehen Sie dann im nächsten Schritt erneut mit Ihrer Aufmerksamkeit in die Schmerzstelle hinein. Vielleicht legen Sie Ihre Hand dabei auf die betroffene Stelle. Nehmen Sie dort Strukturen wahr, die sich nicht »richtig« anfühlen? Dann ver-

suchen Sie mit Ihrer geistigen Energie, diese Strukturen umzuformen. Zum Beispiel eine spitze oder eckige Form runder oder weicher zu machen. Oder eine unangenehme Farbe in eine wohltuende zu verändern.
Zum Abschluss streichen Sie das Energiefeld an der Schmerzstelle wieder sanft nach außen.

ÜBUNG *Die Nerven beruhigen*

Wenn Sie in einer Situation sind, in der Sie schnell »runterkommen« müssen, um wieder klarer zu denken und einen aufgeregten Gefühlszustand zu verlassen, könnte die folgende Atemübung eine Hilfe sein.

Atmen Sie tief und langsam ein, halten Sie dann den Atem ungefähr so lange an, wie Sie eingeatmet haben. Atmen Sie danach aus und halten Sie wieder den Atem an. Es kann eine Hilfe sein, dabei jeweils bis zehn zu zählen:

- Einatmen – bis zehn zählen.
- Luft anhalten – bis zehn zählen.
- Ausatmen – bis zehn zählen.
- Luft anhalten – bis zehn zählen.
- Wieder einatmen ...

Wiederholen Sie diese Art zu atmen, bis Sie sich ruhiger fühlen. Mit etwas Übung genügen wenige Atemzüge. Diese Technik ist auch ein guter Einstieg in meditative Übungen und sinnvoll für die Zentrierung, die am Anfang einer Therapeutic-Touch-Behandlung steht.

ÜBUNG *Das innere Lächeln*

Positive Gefühle, die bei dieser Übung entstehen, können die Selbstheilungskräfte aktivieren.

Setzen oder legen Sie sich entspannt nieder und schließen Sie die Augen. Lassen Sie ein kleines Lächeln auf Ihrem Gesicht entstehen. Die Mundwinkel gehen leicht nach oben, aber auch die Augen lächeln mit. Spüren Sie, was diese kleine Veränderung mit Ihnen macht.

Lassen Sie dieses Lächeln sich ausdehnen. Es weitet sich im ganzen Kopf aus und fließt anschließend den Hals hinunter. Dann weitet sich das Lächeln im gesamten Brustbereich aus. Sie lächeln Ihren Schultern zu, dem Herzen, den Lungen ... Dann bewegt sich das Lächeln noch tiefer und füllt den ganzen Magenraum. Danach sind die einzelnen Organe dran – die Leber, die Nieren, die Bauchspeicheldrüse, die Milz. Alle Organe bekommen ein Lächeln geschenkt. Spüren Sie, wie die Organe darauf reagieren.

Spüren Sie dann den Raum unterhalb des Nabels – lassen Sie den gesamten Beckenraum in einem Lächeln erstrahlen. Auch die Beine und Füße werden mit einem Lächeln beschenkt.

Anschließend steigen Sie mit dem Lächeln die gesamte Wirbelsäule hoch, bis Sie wieder im Kopfbereich sind.

Spüren Sie für einen Moment der Wirkung dieser Übung nach.

ÜBUNG *Erschöpfung*

Wenn Sie das Gefühl haben, über zu wenig Energie zu verfügen, führt der schnellste Weg zur Fitness über körperliche Energieübungen, wie Sie sie an verschiedener Stelle in diesem Buch finden. Zusätzlich können Sie folgende Übung machen.

Legen oder stellen Sie sich hin. Spüren Sie, wie die Energie beim Einatmen anfängt, von den Füßen aus in Ihren Körper hochzuwandern. Immer so weit, wie Sie mit einem Atemzug kommen. Atmen Sie dann tief aus, und beim nächsten Einatmen steigt die Energie wieder ein Stück weiter in Ihrem Körper hoch. So wandern Sie langsam mit Ihrer Aufmerksamkeit durch den ganzen Körper.

Geht der Energiefluss überall leicht weiter oder gibt es Stellen, an denen es »hakt«? An diesen Stellen versuchen Sie bewusst, die Störung oder die Blockade zu lösen, indem Sie hineinspüren, was jetzt helfen könnte. Ein stärkerer Energiefluss? Ein Durchspülen? Mehr Wärme? Ein tiefes Loslassen? Was auch immer gebraucht wird, geben Sie es gedanklich dort hinein.

Wenn die Energie danach an dieser Stelle wieder besser fließt, gehen Sie mit der Energie weiter durch den Körper nach oben, bis die Energie im gesamten Körper besser fließt.

ÜBUNG *Niedergeschlagenheit*

An schwereren Tagen empfiehlt es sich, zuerst einige körperliche Energieübungen zu machen. Auch die Übung »Das innere Lächeln« kann eine aufhellende Wirkung haben. Zusätzlich können Sie folgende Übung ausführen.

Stellen Sie sich hin oder setzen Sie sich. Spüren Sie, wie Ihre Füße den Boden berühren. Lassen Sie Ihr Becken warm und weich werden – vielleicht mögen Sie sich sogar vorstellen, dass eine goldene Flüssigkeit sich überall im Becken verteilt. Spüren

Sie Ihr Herz. Welche Gefühle sind gerade dort? Was machen diese Gefühle mit Ihnen? Schaffen Sie anschließend eine Verbindung zwischen Herz und Kopf. Warten Sie ein wenig mit dem nächsten Schritt, bis Sie das klare Gefühl haben, es ist tatsächlich eine gute Verbindung zwischen Herz und Kopf hergestellt worden.

Dann stellen Sie sich vor, Sie könnten den oberen Bereich des Schädels trichterförmig nach oben öffnen. Der Trichter geht circa 20 Zentimeter über Ihren Körper hinaus. Spüren Sie jetzt, wie reines helles Licht durch diesen Trichter in Ihren Körper hineinfließt. Genießen Sie diesen Zustand so lange, wie Sie heute zusätzliches Licht brauchen.

ÜBUNG *Körperimpulsen folgen*

Sorgen Sie für eine ungestörte Zeit in einem Raum mit etwas Bewegungsfreiheit oder an einem ruhigen Ort draußen in der Natur. Stellen Sie sich hin und warten Sie auf den ersten Bewegungsimpuls, den Ihr Körper gibt. Will der Körper die Beine bewegen, ein paar Schritte gehen? Oder wollen die Arme anfangen, tänzelnde, weiche Bewegungen zu machen? Will der Rücken sich strecken und beugen? Was wollen die Hände oder der Kopf? Machen Sie alle Bewegungen, die als Impuls in Ihnen aufsteigen, ohne darüber nachzudenken, ob es eine gute Bewegung ist oder wie diese womöglich aussehen könnte. Es spielt keine Rolle, ob es langsame oder schnelle Bewegungen sind.

Gönnen Sie sich mindestens 15 Minuten für diese Übung, und spüren Sie nach, was sie mit Ihnen gemacht hat.

ÜBUNG *Alltagszeremonien*

Wenn es im Alltag turbulent zugeht und man sich etwas überfordert fühlt, kann die folgende Übung helfen.

Suchen Sie sich eine alltägliche Handlung aus, wie zum Beispiel eine Tasse Tee zu trinken. Es kann aber auch etwas anderes sein, was besser zu Ihrem Alltag passt. Beschließen Sie beispielsweise, die nächste Tasse Tee nicht wie immer zu trinken, sondern daraus eine zeremonielle Handlung zu machen. Sie setzen bewusst Wasser auf, lassen es kochen, holen die Teedose aus dem Schrank, setzen die Kanne bereit, gießen dann heißes Wasser über die Teeblätter und lassen den Tee ziehen. Trinken Sie den fertigen Tee wie in einer kleinen feierlichen Zeremonie.

Diese kurze Abwandlung einer alltäglichen Situation beruhigt und gibt neue Kraft.

TEIL 3

HEILEN ALS BERUF

ENERGIEARBEIT ALS PERSÖNLICHE TRANSFORMATION

Viele Menschen spüren schon lange, dass »etwas fließt«, wenn sie in besonderen Notsituationen wie einer akuten Krankheit andere Menschen mit ihren Händen berühren. Es wird oft als eine besonders intensive Wärme empfunden. Manche sind professionelle »Berührer« – Krankenpfleger, Physiotherapeuten, Masseure –, andere machen diese Entdeckung fast zufällig im privaten Umfeld und begeben sich auf die Suche nach einer Erklärung für das, was sie erleben. Was fließt da? Bin ich das? Woher kommt es? Was kann man damit bewirken? Und wie? Wie kann man diese Energie zielgerichteter lenken?

Andere haben diese Erfahrung noch nicht gemacht, sind aber neugierig, ob sie es wirklich lernen könnten. Über die unterschiedlichsten Wege entdecken sie die Therapeutic-Touch-Methode. Und viele suchen daraufhin die praktische Erfahrung damit in einem Seminar. Fast alle sind sehr erleichtert, wenn sie erfahren, dass ihre Entdeckung oder Ahnung von besonderen Fähigkeiten etwas vollkommen Normales ist. Und nicht nur das, sondern auch, dass es tatsächlich von jedem ganz leicht gelernt werden kann. Dass wir alle diese Fähigkeiten in uns haben und diese nur aktiviert werden müssen.

▪ *Eine alte Sehnsucht erwacht*

Viele Menschen spüren ein großes Bedürfnis, andere auf einer neuen Ebene, in einer neuen Tiefe zu berühren und ihnen Gutes zu tun. Oft wissen sie am Anfang gar nicht so genau, was sie suchen, sie spüren lediglich, dass doch »mehr« zwischen den Menschen möglich sein muss. Immer wieder sind sie fasziniert von Filmen oder Berichten über das energetische Heilen, wissen aber nicht, wie so etwas in ihrem Leben aussehen könnte.

So erging es beispielsweise Klara W., einer Verwaltungsangestellten um die fünfzig, die schon vor vielen Jahren zum ersten Mal von der Möglichkeit hörte, dass Heilung durch Handauflegen geschehen könnte. Etwas in ihr wurde zutiefst von dieser Vorstellung berührt. Mit ihrem konkreten Alltagsleben hatte es aber nichts zu tun, also vergaß sie es schnell wieder.

In den kommenden Jahren stolperte sie jedoch regelmäßig über das Thema »Energieheilung«, und jedes Mal wurde so etwas wie eine alte Sehnsucht in ihr wach, die sie sich nicht wirklich erklären konnte. Sie kaufte sich gelegentlich Bücher über solche oder ähnliche Themen, es war aber nie ganz das, wofür sie sich wirklich begeistern konnte. Oft war es zu verschroben und fremdartig. Sie betrachtete energetisches Heilen eher als etwas »Esoterisches«, und damit wollte sie als »ganz normale« Frau doch nichts zu tun haben.

Bis sie erfuhr, dass es eine Methode gibt, die sogar in Krankenhäusern zugelassen ist und die sich deutlich von den »esoterischen Nischenangeboten« absetzte. Sie suchte nach mehr Informationen über diese Methode und wagte es sogar eines Tages, ein Seminar zu besuchen.

Nur um festzustellen, dass sie sich dort auf einem sicheren und alltagstauglichen Boden befand und dass dort lauter »normale« Menschen teilnahmen. Und sie spürte vor allem schon in den ersten Behandlungen und Übungen, wie sehr sie sich in dieser Art Arbeit und dem etwas anderen Umgang mit Menschen zu Hause fühlte und wie sehr es sie beglückte, diese neue Ebene der Begegnung zu erfahren.

Schon bald fing sie an, im privaten Umfeld Menschen damit zu behandeln. Heute kann sie sich ein Leben ohne Therapeutic Touch nicht mehr vorstellen. Nicht nur, weil sie damit anderen helfen kann, sondern auch, wie sie sagt, »weil diese Arbeit so glücklich macht«.

Wer die energetische Arbeit in das eigene Leben integriert oder sie sogar in seinem Berufsleben ausübt, stellt bald fest, dass er nicht nur eine neue Behandlungsmethode segensreich anwendet. Mit der immer feiner werdenden Wahrnehmung und der tiefen Verbindung mit anderen Menschen kann eine große persönliche Transformation stattfinden.

▪ *Das Leben wird reicher*

Martina G. beschreibt es so: »Mein Leben ist einfach reicher geworden. Ich sehe und spüre so viel mehr. Meine Kontakte zu anderen Menschen sind intensiver geworden. Ich empfinde eine immer größere Dankbarkeit für vieles in meinem Leben, auch für Dinge und Ereignisse, die ich früher kaum beachtet habe. Mein Bedürfnis nach tiefen Gefühlen, seelischer Tiefe und Stille ist größer geworden. Dadurch ändert sich auch der gesamte Alltag.«

IN DIE STILLE GEHEN

»Wenn du dich verändern willst, dann schweige«

Wer etwas in der Tiefe wahrnehmen möchte, muss selbst schweigen und ganz still sein können: um andere Menschen besser wahrzunehmen, ihre Botschaften zu verstehen, aber auch um all das in sich aufzunehmen, was auf den unterschiedlichsten Ebenen zu uns kommen möchte. Und nicht zuletzt, um sich selbst besser zu spüren und auch die nicht so vertrauten Teile der eigenen Persönlichkeit kennenzulernen. Das ist die Voraussetzung dafür, dass wir eine Veränderung zum Besseren einleiten können – wie es auch die Worte Mutter Teresas beschreiben, die diesem Abschnitt als Überschrift vorangestellt sind.

In unserer lauten und hektischen Welt gelingt uns das meist nicht mit Leichtigkeit – manchmal nicht einmal für eine kurze Dauer. Es erfordert Übung, man muss sich Zeit nehmen, Geduld haben und darf sich keine Vorwürfe machen, wenn mal etwas nicht gelingt, sondern unaufhörlich mit dem Üben fortfahren. Und die Angst vor der großen Stille überwinden. Denn erst wer gelernt hat, mit sich selbst allein und in der Stille zurechtzukommen, ist wirklich frei für die Wahrnehmung tiefer liegender Impulse.

Es gibt verschiedene Wege, diesen Zustand zu erreichen.

Ein erster sanfter, vorbereitender Einstieg kann darin bestehen, Geräuschkulissen wie Fernsehen, Radio und Musik nicht unachtsam laufen zu lassen. Morgens zu frühstücken, ohne dass man dabei die Nachrichten hört. Auch mal Auto zu fahren, ohne dass das Radio plärrt. In die Natur zu gehen oder Sport zu treiben, ohne dass wir dabei von Musik durch die Ohrstöpsel berieselt werden. Nicht nur die äußere Stille zu ertragen, sondern auch selbst zu schweigen. Sprechen und ständige Kommunikation können – gerade in unserer Zeit mit den vielen technischen Möglichkeiten dafür – regelrecht süchtig machen. Und vom eigentlichen inneren Kern wegführen.

ÜBUNG *Mit der Stille vertraut werden*

Diese kleinen Übungen eignen sich, mit der Stille etwas vertrauter zu werden:

- Atmen Sie tief und ruhig ein und aus. Nach jedem Einatmen und nach jedem Ausatmen machen Sie bewusst eine kleine Pause, bevor der Atem weitergeht. In diesen Momenten gibt es nur die Atempause – alles andere ist unwichtig.
- Egal, wo Sie sich gerade befinden, ob an einem stillen oder eher lauten Ort – nehmen Sie jetzt für einige Minuten alle Geräusche bewusst wahr. Die vorbeifahrenden Autos, das Ticken einer Uhr, Gesprächsfetzen und Rufe, zarte Töne in der Ferne. Den Wind, das Geräusch der Bäume, Vogelzwitschern. Den eigenen Atem.
- Wählen Sie ein Musikstück und hören Sie wirklich hin – bis es ganz zu Ende ist. Vielleicht nehmen Sie dabei etwas wahr,

was Sie noch nicht kannten, auch wenn Sie dieses Stück schon oft gehört haben. Lassen Sie es vielleicht sogar noch einmal mit der gleichen Aufmerksamkeit laufen.

- Suchen Sie sich ein Bild aus – ein Gemälde, eine Zeichnung oder eine Fotografie. In den nächsten fünf Minuten schauen Sie sich nur dieses eine Bild an. Was sagt es Ihnen? Was gibt es noch zu sehen, was Sie zuerst nicht bemerkt hatten? Welche Stimmung, welche Gefühle vermittelt das Bild? Gibt es eine dahinterliegende Botschaft?
- Setzen Sie sich draußen in der Natur vor eine Pflanze oder vor eine Zimmerpflanze im Haus. Schauen Sie mindestens zehn Minuten diese Pflanze nur an und beobachten Sie, wie Ihre Wahrnehmung sich verändert.

Wer tiefer in die Erfahrung der Stille eintauchen möchte, kann einen intensiveren Weg wählen. Immer mehr Menschen spüren eine Sehnsucht nach einer »entschleunigten« und länger andauernden Stille. Die alten Pilgerwege erfahren zunehmende Beliebtheit. Lange Wanderungen – allein oder in kleinen Gruppen – gehören für viele zu den beliebten Freizeitaktivitäten. Klöster und Seminarzentren bieten Meditationskurse und Schweigewochen an.

ÜBUNG *Meditative Stille*

Setzen Sie sich und sorgen Sie dafür, dass Sie in den nächsten 15 bis 20 Minuten nicht gestört werden. Atmen Sie einige Male tief ein und aus. Nehmen Sie Ihre Gedanken wahr. Es ist in Ordnung, dass die Gedanken da sind, aber sie sind nicht wichtig. Lassen Sie sie aufsteigen und davonschweben wie Wolken, die am Himmel vor unseren Augen weiterziehen. Stellen Sie sich dann vor, es gäbe in Ihrem Kopf eine freie weiße Stelle – fast wie eine kleine Insel mitten in all den grauen Gehirnzellen. Wenn Gedanken kommen – und sie kommen immer wieder –, lassen Sie sie weiter im Kopf herumspringen, während Sie sich auf die freie weiße Stelle zurückziehen. Hier sind keine Gedanken mehr. Anfangs schaffen Sie es nur kurz, auf Ihrer weißen Insel zu bleiben, bevor die Gedankenfetzen Sie wieder von dort wegholen. Gehen Sie aber immer wieder dorthin. Mit der Zeit schaffen Sie es, länger zu verweilen.

So sammeln Sie sich nach und nach, bis Sie mit weniger Störungen in Ihrer Mitte und in der inneren Stille ankommen. Hier herrscht eine ungestörte Wachsamkeit.

Sie nehmen jetzt von Ihrer Mitte aus alles ganz bewusst wahr: Was ist gerade um mich herum? Welche Geräusche höre ich? Nur beobachten, nicht werten, sich nicht stören lassen. Welche Gefühle sind gerade in mir? Welche Bedürfnisse? Sorgen? Ängste? Freude? Auch diese nur wahrnehmen, nicht werten, nicht in Aktion gehen – auch nicht gedanklich. Sie sind jetzt ganz präsent.

Im nächsten Schritt geht es um das Leerwerden. Formen Sie gedanklich tief in sich so etwas wie eine Schale, die immer leerer werden darf. Aus der alles Überflüssige sich zurückziehen darf. In der unsere Gedanken und Wünsche keinen Platz mehr haben. Ähnlich wie die weiße Fläche, die oben beschrieben wurde. Aber hier kommt etwas Neues hinzu. Es ist ein Leerwerden, um etwas aufzunehmen. Denn in diese Schale darf jetzt kommen, was dort hineinsoll. Wir wissen nicht, was es ist. Wir haben keine Vorstellung, keine Hoffnungen oder Wünsche. Wir nehmen nur auf. Wir nehmen das an, was kommt.

Diese Übung ist nicht ganz einfach. Sie ist nicht in wenigen

Stunden zu lernen, sondern sogar eher eine lebenslange Übung. Aber sie wird immer besser gelingen. Und mit der Zeit wird die Wahrnehmung feiner und die innere Stille kostbarer.

Irgendwann wagt man dann vielleicht sogar die große Stille. Vielleicht verbringt man eine längere Zeit allein, möglicherweise sogar an einem fremden Ort – weit weg von den alltäglichen Pflichten und Gewohnheiten. Vielleicht in der Natur. Wer nicht gleich Tage oder Wochen ganz allein diesen Weg gehen möchte, kann Meditationsseminare oder Stillezeiten als Gast in einem Kloster dafür nutzen.

Mein persönlicher Weg in die Stille

Der perfekte Rückzugsort ist für mich meine kleine Hütte in Norwegen. Relativ einsam gelegen in der Natur, umgeben von Wald und Meer. Eine weite Aussicht, die viel Raum zum Denken und Spüren erlaubt. An manchen Tagen sehe ich nur einsame Spaziergänger vorbeiwandern, an anderen Tagen nicht einmal das.

Nach kurzer Zeit verändert sich hier meine Wahrnehmung. Die eigenen Geräusche werden überdeutlich – der Atem, die Schritte, die kleinen alltäglichen Handgriffe. Auch die Geräusche der Natur, die Tag und Nacht durch die dünnen Wände dringen. Die Regentropfen auf dem Dach. Der Wind, der um die Hausecken und durch die Bäume streift. Die Natur rückt näher und wird zu etwas, was mich betrifft. Der Wind spielt eine Rolle, wird fast eine Persönlichkeit, mit der ich mich auseinandersetzen muss. Ist er heute wild und unbändig oder sanft streichelnd? Der Regen berührt mich und ist nicht nur etwas Unangenehmes, wovor man sich flüchtet. Die Sonne wird zu einer realen Macht am Himmel – das Licht und die Wärme sind nicht selbstverständlich. Die immer neuen Formen der Wolken ziehen mich stets wieder in den Bann. Hier sind die Blumen und Bäume meiner Kindheit. Nachts höre ich die Rehe aus dem Wald kommen. Und immer wieder das Meer. Das unaufhörliche sanfte Schlagen der Wellen gegen die Felsen. Die unendliche Weite und ein Licht, das sich ständig verändert.

Schon nach wenigen Tagen spüre ich, wie ich immer klarer sehe, immer tiefer spüre. Wie ich immer weiter in mich hineintauche. Die Stille macht fast süchtig. Das Radio, das die ersten Tage laufen durfte, stört auf einmal und wird ausgeschaltet. Wenn ich jetzt eine Tasse Tee trinke, trinke ich nur eine Tasse Tee und erledige nicht nebenbei tausend andere Dinge. Alltägliche Handgriffe bestimmen den Tagesablauf und sind greifbarer als sonst.

Langsam lege ich den Druck und die Hektik des Stadtalltags ab. Nichts muss mehr sein. Reduziert auf das Elementarste – Luft, Nahrung, Wärme, Schlaf.

Beim Hinabtauchen in meine inneren Schichten stolpere ich noch über hektische Überbleibsel, nicht erledigte Aufgaben, das schlechte Gewissen, ungelöste Konflikte ...

Allmählich wird auch das stiller. Ich spüre, wie ich immer mehr loslassen kann und zu mir selbst finde.

Nicht immer ist die Reise sanft. Ohne Vorwarnung erscheinen auch die dunkleren Erlebnis- und Gefühlsbrocken, die noch in mir liegen. Alte Angst, Sorgen, Unsicherheiten. Die Seiten, die sich im geschäftigen Alltag so gut beiseiteschieben ließen. Jetzt kommen sie wieder. Gott sei Dank meist in erträglichen Portionen. Nach so vielen Jahren sind wir schon vertraut miteinander. Ich weiß, jetzt gilt es, nicht wegzulaufen. Jetzt nicht eine Ablenkung zu suchen. Mich selbst auszuhalten. Dann ziehen sich die Unruhegeister allmählich zurück.

Manchmal verbringe ich nur wenige Tage, manchmal ganze Wochen in dieser Stille. Immer sind es Zeiten, von denen ich lange zehre. Das Ergebnis ist jedes Mal eine größere Klarheit, ein Aufgerichtetsein, Gereinigtsein.

Nach Wochen in dieser Stille ging ich einmal durch den Wald zum Meer hinunter. Hinter einem Hügel öffnete sich der Ausblick auf die breite Bucht. Die Sonne schien, und das Wasser glitzerte wie Millionen Diamanten. Ohne jeglichen Übergang brach ich in Tränen aus – voller Dankbarkeit für diese unermessliche Schönheit.

Solche Zeiten schälen unsere Sinne – legen unser Herz und unsere Seele frei für eine weitere Dimension. Und dann werden wir tatsächlich tiefer und so ganz anders unmittelbar berührt von dem, was wir erleben.

Das ist eine unabdingbare Voraussetzung für die transformierende Arbeit mit anderen Menschen.

DIE AUSBILDUNG

Die Ausbildung zum Therapeutic Touch Practitioner

Wer diese Methode in der Tiefe lernen oder gar beruflich damit arbeiten möchte, kann eine Ausbildung zum Therapeutic Touch Practitioner machen. An insgesamt sechs Ausbildungstagen, die sich meist innerhalb von einem halben Jahr über drei Wochenenden verteilen, werden die Teilnehmer durch alle grundlegenden Schritte begleitet und schließen mit einem Zertifikat als »Therapeutic Touch Practitioner« ab. In dieser Zeit müssen zusätzlich zwanzig Behandlungen schriftlich dokumentiert werden.

Im persönlichen Unterricht ist es wesentlich leichter, die einzelnen Lernschritte umzusetzen. Fragen und mögliche Schwierigkeiten können sofort geklärt werden. Auch sind zahlreiche praktische Übungen eine absolute Grundvoraussetzung, um ein gutes Gespür zu entwickeln. Das Vertrauen in die eigenen Fähigkeiten kann gezielt gestärkt werden. Es werden unterschiedliche Behandlungsmöglichkeiten eingeübt, aber auch umfassendes Hintergrundwissen wird vermittelt. Hinzu kommt die Erfahrung von energetischen Ebenen, die nicht durch Texte allein vermittelt werden können.

Zusätzlich zu den klassischen Therapeutic-Touch-Behandlungen lege ich in meinen Seminaren großen Wert darauf, diese mit wertvollen Impulsen aus anderen Wissensbereichen und mit eigenen Methoden zu ergänzen. So kann ständig Neues entstehen.

Wer über diese kurze und überschaubare Grundausbildung hinaus noch mehr lernen möchte, kann weitere Seminare mit besonderen Themenschwerpunkten besuchen. Diese sind auch offen für Menschen, die schon Erfahrung mit anderen energetischen Methoden haben. In den Seminaren gehen wir noch intensiver auf die Entwicklung und Stärkung der eigenen Persönlichkeit ein - unabdingbar für eine gute Arbeit mit anderen Menschen. Und natürlich geht es immer wieder um eine wachsende Kompetenz für eine wirklich tief greifende energetische Arbeit. Es gibt unendliche viele Behandlungsvarianten und immer neue Wahrnehmungsebenen zu entdecken.

Therapeutic Touch an Krankenpflegeschulen und Universitäten

Oft wünschen sich Patienten, dass ein Krankenhausaufenthalt auch von alternativen Heil-Methoden begleitet werden könnte. Leider ist dies immer noch viel zu selten der Fall. Aber es gibt auch positive Entwicklungen in dieser Richtung.

Ein wichtiger Schritt kann die Integration von Therapeutic Touch und anderen komplementären Methoden in die Ausbildung von Krankenpflegern sein. In den USA und in Kanada findet dies schon länger statt, aber auch in Europa nimmt diese Entwicklung Form an.

Therapeutic Touch an einer norwegischen Universität

Als eine der ersten Universitäten in Europa hat die Universität Agder im südnorwegischen Kristiansand beschlossen, dass Krankenpflegestudenten auch Kenntnisse über komplementäre Behandlungsmethoden haben sollten.

Eine Einführung in Therapeutic Touch wurde in den Aufbaustudiengang Palliativpflege integriert. Die Studenten verfügen hier meist über viele Jahre Berufserfahrung. Sie sind jedenfalls nicht mehr blutjung und bringen reichlich Lebenserfahrung mit. Wer dieses Zusatzstudium wählt, versteht die Arbeit oft nicht nur als Beruf, sondern auch als Berufung.

Dr. Berit Johannessen ist dort Dozentin für Krankenpflege. Sie hat selbst zum Thema »Alternative und komplementäre Behandlungsmethoden in der Krankenpflege« promoviert und auch ein Lehrbuch zu diesem Thema veröffentlicht. Sie ist eine der führenden Kräfte hinter der Integration von alternativen und komplementären Methoden im Krankenpflegestudium in Norwegen.

Sie berichtet: »Meine Motivation, komplementäre Methoden in die Pflichtvorlesungen für Krankenpflege zu integrieren, kam aus ganz unterschiedlichen Bereichen. Erstens habe ich festgestellt, dass die Krankenpfleger keine eigenständigen Methoden haben, um die Beschwerden der Patienten zu lindern. Oft sind sie lediglich ›Medikamententräger‹ für den Arzt. Zweitens sah ich die Grenzen und die Nebenwirkungen der Schulmedizin. Die alternativen Methoden haben selten Nebenwirkungen und können manchmal dort helfen, wo die Schulmedizin nicht weiterkommt. Drittens ging es mir um die ganzheitliche Perspektive der alternativen Behandlungsmethoden – sie sehen den Menschen als eine große Einheit und nicht in Organe und Diagnosen eingeteilt. Energetisches Heilen ist ein gutes Beispiel für eine ganzheitliche Behandlungsmethode, mit der viele Krankenpfleger durchaus vertraut sind. Und schließlich haben die Krankenpfleger eine besondere Nähe zu den Patienten, weswegen sie auch Kenntnisse über Methoden brauchen, die diese Patienten vielleicht privat anwenden. Immerhin nehmen 50 Prozent der Bevölkerung in Norwegen komplementäre und alternative Behandlungsmethoden in Anspruch. Deshalb sollten die Krankenpfleger in ihrem Studium auch etwas über solche Methoden lernen.

Wir stellen im Studium unterschiedliche komplementäre Methoden vor wie Akupunktur, Homöopathie, Aroma-, Fußreflexzonen- und Musiktherapie, Ernährung, energetisches Heilen sowie Berührung – in dem Zusammenhang auch Therapeutic Touch.«

Vor einigen Jahren hatte ich selbst die Möglichkeit, an dieser Universität Therapeutic Touch zu unterrichten, und erlebte die Studenten als sehr aufgeschlossen und interessiert. Einige ließen sich später zum Therapeutic Touch Practitioner ausbilden, andere wählten Therapeutic Touch sogar als Thema für ihre Abschlussarbeit. Wünschenswert wäre es natürlich, wenn ein solches Angebot ganz selbstverständlich zum ständigen Curriculum gehörte. In Österreich ist dies mittlerweile gelungen.

Therapeutic Touch in der Gesundheits- und Krankenpflegeausbildung in Österreich

Hier ist Therapeutic Touch schon ein ganz fester Bestandteil in der Gesundheits- und Krankenpflegeausbildung geworden. Die Pflegewissenschaftlerin Heidi Maria Ploner-Grißmann von der Donau-Universität Krems berichtet, dass Therapeutic Touch schon seit 2003 im Ausbildungscurriculum für die Allgemeine Gesundheits- und Krankenpflege als komplementäres Pflegekonzept integriert ist. Selbst lehrt sie Therapeutic Touch im Fachbereich Pflegewissenschaft im Studiengang Komplementäre Gesundheitspflege und im Masterstudium Advanced Nursing Practice (ANP) an der Donau-Universität. Für die Studierenden ist es ein Pflichtfach. Es werden auch andere komplementäre Methoden gelehrt, zum Beispiel Kraniosakrale Prävention, Chinesische Tuina, Aromapflege und die Fünf-Elemente-Ernährung. Im Studium wird großer Wert darauf gelegt, durch vorhandene Studien die Evidenz von Therapeutic Touch darzustellen und das Pflegemodell von Martha Rogers als konzeptionellen Rahmen zu vertiefen. Diese Hintergründe machen es wesentlich leichter, Therapeutic Touch in die Kliniken zu integrieren. Ein weiterer Türöffner für die Methode ist die Tatsache, dass die Studierenden die Pflegerelevanz von Therapeutic Touch in ihrer offiziellen Gesundheits- und Krankenpflegeausbildung erlernt haben.

WER IST EIN GUTER HEILER ODER HEILBEGLEITER?

Fundierte Fähigkeiten und Selbstkritik

Natürlich müssen gute Heiler oder Heilbegleiter, wie ich sie lieber nenne, in erster Linie ihr Fach wirklich beherrschen. Dazu gehört mehr, als ein paar Seminare besucht zu haben. Um eine komplexe Fertigkeit wirklich sehr gut zu beherrschen, müsse man mindestens 10 000 Stunden geübt haben, sagen erfahrene Experten. Natürlich sollte man sich nicht von einer solchen Zahl abschrecken lassen, denn jeder fängt ja irgendwo an. Und auch Neulinge können durchaus gute Ergebnisse erzielen. Aber um ein wirklicher Meister zu werden, bedarf es umfassender praktischer Erfahrung und kontinuierlichen Weiterlernens.

Heilbegleiter sollten immer wieder infrage stellen, *was* sie tun und *wie* sie es tun. Das bedeutet nicht, ständig an sich zu zweifeln, sondern selbstkritisch hinzuschauen, ob die aktuelle Behandlung wirklich stimmig ist. Ob die Schritte gegangen werden, die der Klient im aktuellen Zustand gut verarbeiten kann.

Gute Heilbegleiter werden nie behaupten, etwas mit Sicherheit zu wissen, sondern prüfen, ob ihre Wahrnehmungen oder Vermutungen für den Klienten einen Sinn ergeben.

Auch als Heilbegleiter gerät man gelegentlich unter einen gewissen Leistungsdruck und würde dann gern mehr spüren und bewirken, als im Moment tatsächlich der Fall ist. Wichtig ist es dann, zu erkennen, wann dies geschieht und auf welche Warnzeichen man achten muss.

Die eigenen Schattenseiten

Wer intensiv mit anderen arbeiten möchte, muss die kritischen Punkte in der eigenen Biografie und Persönlichkeit kennen, damit er so gut wie möglich erkennen kann, was gerade mit ihm selbst und nichts mit dem Klienten zu tun hat. Man muss die eigenen Probleme so weit wie möglich »draußen« lassen, damit man die Informationen über die andere Person in einem möglichst reinen und leeren Zustand aufnehmen kann.

Welche sind nun die ungeklärten eigenen Themen? Es ist nicht ganz leicht, sich selbst auf die Schliche zu kommen. Wir haben alle unsere blinden Flecken. Empfehlenswert für professionelle Therapeuten ist deshalb eine regelmäßige Supervision oder eine andere Art der Begleitung für die eigene Entwicklung. Und zusätzlich sollte man immer dankbar sein für Menschen im privaten Umfeld, die gelegentlich bereit sind, eine kritische Meinung zu äußern.

Als Heilbegleiter braucht man natürlich nicht frei von persönlichen Krisen zu sein, man sollte aber Stabilität genug haben, um andere stützen zu können. Die Klienten spüren sehr genau, in wessen Hände sie sich vertrauensvoll begeben können.

Keine Abhängigkeiten

Niemals darf die Situation entstehen, dass Heilbegleiter den Behandlungserfolg für das eigene Ego brauchen. Denn dann ist die Gefahr groß, dass man sich Erfolge einredet oder gar dem Klienten die Schuld gibt, wenn etwas nicht gelingt, etwa mit Behauptungen wie »Er war noch nicht bereit für eine wirkliche Heilung«. Wenn der Behandler ein großes Geltungsbedürfnis hat, ist äußerste Vorsicht geboten. Geht es hier um den Behandler oder den Klienten? Hat er es nötig, von den eigenen Erfolgen zu sprechen?

Achten Sie auch sehr darauf, dass kein Bewunderungskult um eine Person entsteht. Menschen mit besonderen Fähigkeiten sollten selbst sehr sensibel dafür sein, wann sich eine übermäßige Verehrung vonseiten anderer entwickelt, und diese Tendenzen sofort unterbinden. Abhängigkeiten jeglicher Art sind grundsätzlich zu vermeiden.

Man sollte nie eine bestimmte Anzahl Behandlungen »vorschreiben«, sondern dem Klienten immer die Möglichkeit geben, neu zu entscheiden, ob die Behandlungen eine sinnvolle Wirkung haben oder nicht.

Vorsicht ist auch geboten, wenn Heilbegleiter gerade in einer finanziellen Lage sind, in der sie das Honorar der Klienten besonders dringend brauchen. Dann kann schnell eine Situation entstehen, in der ein Klient mit weiteren Terminen länger »gehalten« wird als wirklich notwendig. Sowohl Klienten als auch Heilbegleiter sollten diesen Aspekt immer wieder kritisch im Blick haben.

Das Geschäft mit der Angst

Grundsätzlich sollte man während einer energetischen Behandlung nie Negatives oder Bedrohliches äußern. Sätze wie »Ich spüre hier etwas ganz Dunkles« oder »Sie haben ja kaum noch Energie« können eine verheerende Wirkung haben. Die Klienten fühlen sich bei solchen belastenden Behauptungen ganz elend und fast bedroht von einem Zustand, an dem sie selbst nichts ändern können, sondern auf die Hilfe des Behandlers angewiesen sind. Wenn etwas nicht in Ordnung ist, kann man eine Formulierung wählen, die keine Besorgnis auslöst und mit der die Klienten gut umgehen können.

Es darf nie mit Angst gearbeitet werden. Manche schwarze Schafe unter den Kollegen suggerieren den Klienten, es werde ihnen nicht gutgehen, wenn sie die Behandlung abbrechen. Oder Klienten könnten die aktuelle Krankheit nicht allein besiegen. Diese oft dramatischen Verstrickungen sind hinreichend bekannt und sorgen immer wieder für viel Skepsis und Kritik am Beruf des Heilers.

Persönliche Eigenschaften

In diesem Beruf wird man mit zunehmendem Alter immer besser. Wer selbst schon viele Lebenskrisen gut bewältigt hat, wird glaubwürdiger in der Beratung und Begleitung anderer.

Heilbegleiter sollten mit beiden Beinen im Leben stehen und so wenig »andersartig« wie möglich wirken. Für mich ist es ein großes Kompliment, wenn Menschen meine Hilfe suchen mit den Worten: »Ich würde ja eigentlich nie zu irgendeinem Heiler gehen, aber zu Ihnen habe ich Vertrauen. Sie sind so normal.«

Mir persönlich ist es noch wichtig, dass Heilbegleiter lachen können - auch gelegentlich über sich selbst. Manche Themen, Krankheiten und Lebenssituationen werden nur erträglich, sofern man auch zusammen lachen kann. Und es ist so wohltuend, wenn man sich selbst nicht zu ernst nimmt.

Ein Heilbegleiter zeigt Mitgefühl, aber kein Mitleid. Er verspürt nicht das Bedürfnis, jemanden zu retten oder zu tragen, sondern lediglich zu stützen.

Ein geschützter Raum

Natürlich besteht Schweigepflicht über alles, was der Heilbegleiter in einer Sitzung erfährt. Das Vertrauen der Klienten darf nie missbraucht werden.

Auch sollte immer klar zwischen einer Behandlungssituation und einer eher privaten Begegnung getrennt werden. Letzteres ist vor allem wichtig, wenn man gelegentlich Freunde oder Familienmitglieder behandelt.

Die Grenzen der Berührung

Wichtig ist es auch, ein gutes Gespür dafür zu haben, welche Art der Berührung für eine bestimmte Person in Ordnung ist. Manche haben Missbrauch oder Gewalt erlebt. Und natürlich ist das Berühren der Intimbereiche absolut tabu. Es dürfen keinerlei erotischen Gefühle entstehen. Denn auch nur ein Gedanke in diese Richtung wird von sensitiven Klienten sehr gut gespürt und ist für diese äußerst unangenehm, da es nicht in diese Situation hineingehört. Und natürlich darf niemals eine intime Beziehung zugelassen oder gar angestrebt werden.

Die eigene Gesundheit und Stärke

Heilbegleiter haben aber auch die große Pflicht, auf ihre eigene Gesundheit und die eigenen Kräfte achtzugeben und so zu leben, dass sie genügend Energie für sich selbst und andere haben. Niemandem ist damit gedient, dass Heiler völlig ausbrennen, weil sie mehr geben und leisten wollen, als sie eigentlich können. Denn es ist eine zwar beglückende, aber manchmal auch sehr belastende Arbeit. Der sehr enge Kontakt mit vielen Menschen und Schicksalen kostet auch Kraft. Manche Menschen berühren einen so tief, dass es nicht leicht ist, sie und ihre Sorgen nach Feierabend nicht gedanklich mit nach Hause zu nehmen.

Ich empfehle Therapeutic-Touch-Anwendern dringend, sich selbst regelmäßig und nicht nur gelegentlich von Kollegen energetisch behandeln zu lassen. Und darüber hinaus alles zu pflegen, was Körper und Seele guttut. Massagen, Bewegung, Zeit in der Natur, entspannende Hobbys, ein gutes Netzwerk aus Familie und Freunden, Zeiten in der Stille.

Die spirituelle Ebene

Um Therapeutic Touch anwenden zu können, muss man wie gesagt kein spezielles Verhältnis zur Spiritualität oder zu einer bestimmten Glaubensrichtung haben. Das macht diese Methode so offen und überall anwendbar.

Und dennoch merken die allermeisten Anwender nach einer Weile, dass der eigene Zugang zu spirituellen Bereichen sich mit dieser Arbeit entwickelt oder vertieft. Denn oft gibt es während Behandlungen Momente, in denen Dinge geschehen, die wir nicht durchschauen. Wo nichts mehr logisch und erklärbar zu sein scheint. Wo manchmal Wunder geschehen. Dann können wir uns nur voller Demut tief verbeugen, uns bedanken und dem Wunder Raum lassen.

Tiefe Heilung ist auch immer eine mystische Erfahrung. Um Klienten in diesen Prozess hineinbegleiten zu können, muss man selbst auch die mystische Ebene erfahren haben und ihr vertrauen.

WER HEILT, HAT RECHT?

Wer heilen darf – Rechtliches

Bis vor wenigen Jahren durften Heiler in Deutschland ihre Fähigkeiten nicht anwenden. Erst 2004 hat das Bundesverfassungsgericht in einem Urteil Heilen durch Handauflegen unter bestimmten Voraussetzungen erlaubt. Vor diesem Urteil war es den Ärzten und Heilpraktikern vorbehalten, Menschen zu Heilzwecken berühren zu dürfen. So haben früher manche Heiler sogar Strafen in Kauf nehmen müssen oder sind gar ins Ausland gezogen, um ihre Arbeit fortsetzen zu können. Wer heilte, hatte also nicht immer das Recht auf seiner Seite.

Während einer energetischen Sitzung darf nicht der Eindruck entstehen, es handele sich hier um eine medizinische Behandlung. So gehört eine klassische Anamnese oder die Einsicht in ärztliche Befunde oder Unterlagen nicht zu unseren Aufgaben. Natürlich wird der Klient immer von den aktuellen Beschwerden berichten, die medizinischen Details sollten aber keine entscheidende Rolle spielen. Um es noch einmal zu wiederholen: Wir behandeln mit Therapeutic Touch nicht Krankheiten, sondern energetische Störungsbilder.

Der Klient muss zusätzlich schriftlich oder mündlich darüber informiert werden, dass eine energetische Sitzung keine medizinische Behandlung ist. Dies kann erfolgen, indem ein Aushang in der Praxis darauf hinweist. Oder indem der Klient unterschreibt, dass er vor der Behandlung entsprechend aufgeklärt wurde. Letzteres gibt dem Behandler die Sicherheit, später nachweisen zu können, dass der Klient diesen Hinweis tatsächlich wahrgenommen hat.

Außerdem ist es nicht gestattet, Produkte zu verkaufen – egal mit welcher Wirkung und unabhängig davon, ob sie verschreibungspflichtig oder frei verkäuflich sind oder nicht. Zum Beispiel auch keine Tees, pflanzlichen Mittel, Heilsteine, energetisierten Produkte, Bachblüten, Schüßlersalze oder Ähnliches.

Und zum Schluss das wirklich Entscheidende: Es dürfen keine Diagnosen gestellt und keine Heilung versprochen werden. Dazu gehört zum Beispiel auch, dass auf Flyern und Websites keine Sätze wie »Hilft bei Krankheit X«, »Große Erfolge bei Krankheit Y« erscheinen dürfen. Es ist lediglich erlaubt, sehr allgemeine Aussagen zu machen wie zum Beispiel »Stärkung der Abwehrkräfte«, »Entspannende und stärkende Wirkung«, »Kann Schmerzen lindern«, »Kann die Nebenwirkungen von X reduzieren«. Übrigens dürfen auch Ärzte und Heilpraktiker keine solche Werbung machen.

Für mich gehört auch die Infragestellung der Wörter »Heiler« und »heilen« hierhin. In diesen Begriffen liegt für mich ein Versprechen – oder zumindest wird eine Heilung in Aussicht gestellt, die wir aber weder versprechen sollen noch dürfen. Wir sind ja lediglich Begleiter in einer Heilungsphase und geben Heilimpulse, die zu einer Besserung führen können. Wie gesagt bemühe ich mich stets, den Begriff »Heiler« so oft wie möglich durch »Heilbegleiter« zu ersetzen. Sprachlich kann man aber nicht immer ganz auf die Begriffe »Heiler« und »heilen« verzichten, ohne Verwirrung zu stiften.

Unabhängig von den eigenen Wahrnehmungen bedeutet die Vorgabe, keine Diagnosen zu stellen, nicht nur, dass wir keine Krankheiten benennen, sondern uns auch nicht über die Funktionsfähigkeit von bestimmten Organen oder Systemen äußern dürfen. Es werden ja lediglich Störungen im Energiefeld, nicht aber Krankheiten behandelt. Wir dürfen also höchstens sagen, dass die Energie heute beispielsweise im Bereich der Nieren nicht optimal fließt, nicht aber, dass eine Nierenkrankheit vorliegt.

So darf man selbstverständlich auch niemals davon abraten, eine ärztliche Behandlung in Anspruch zu nehmen oder eine medizinische Behandlung fortzusetzen. Auch sollte man keine persönliche Meinung über die Qualität oder den Sinn einer ärztlichen Behandlung äußern. Im Gegenteil: Bei schwerwiegenden Erkrankungen lasse ich mich persönlich nicht auf eine Heilbehandlung ein, wenn nicht eine ärztliche Behandlung parallel stattfindet. Im besten Fall ist es möglich, mit Erlaubnis des Klienten mit dem behandelnden Arzt zu sprechen und die Behandlungen aufeinander abzustimmen.

Wichtig ist auch, die eigenen Grenzen zu erkennen und Klienten an andere Behandler – Ärzte, Heilpraktiker, Psychotherapeuten et cetera – zu verweisen, wenn man selbst nicht weiterkommt oder eine Art der Behandlung sinnvoll ist, die man nicht selbst durchführen kann.

Und die Wirkung?

Natürlich gibt es dennoch kritische Stimmen, die Beweise verlangen und alles für Spuk und Humbug halten. Wir bewegen uns hier in einem Bereich, in dem man nicht immer klassische wissenschaftliche Versuchsreihen mit entsprechenden Kontrollgruppen durchführen kann.

Entscheidend ist die Erfahrung der Anwender und der Klienten; und solange diese feststellen, dass die Behandlungen Gutes bewirken, sollte man die Regel »Wer heilt, hat recht« gelten lassen. Auch andere komplementäre Behandlungsmethoden kennen diesen Kampf um Akzeptanz, und dennoch gehören nach einiger Zeit einige vielfach zum üblichen Behandlungsangebot auch in der Schulmedizin, wie es zum Beispiel der Homöopathie und der Akupunktur gelungen ist.

Checkliste für gute Heilbegleiter

- *Es werden keine Heilversprechen gemacht.*
- *Man stellt keine Diagnosen von Krankheiten.*
- *Es findet kein Verkauf von heilenden Mitteln oder Gegenständen statt.*
- *Der Klient wird aufgeklärt, dass es sich hier nicht um eine medizinische Behandlung handelt.*
- *Es wird nicht von einer laufenden medizinischen Behandlung abgeraten, und andere Therapieformen werden nicht schlechtgemacht.*
- *Es wird keine Angst gemacht.*
- *Es entstehen keine Abhängigkeitsverhältnisse, welcher Art auch immer.*
- *Es herrscht Schweigepflicht über alles, was in den Sitzungen gesagt und wahrgenommen wird.*
- *Die körperliche Intimsphäre des Klienten wird respektiert.*
- *Der Klient muss sich nicht ausziehen.*
- *Es wird klar zwischen Behandlungssituation und privaten Begegnungen getrennt.*
- *Die Kosten werden klar im Vorfeld kommuniziert und sind angemessen.*
- *Es werden keine zusätzlichen Produkte verkauft.*

WIE GEHT ES NUN WEITER?

Entdeckt habe ich die energetische Arbeit in einer Situation, in der ich Hilfe brauchte. Womit mir Ärzte nicht helfen konnten, schaffte eine Heilerin in zwei, drei Sitzungen. Heute würde ich sagen, sie »ordnete« mich neu, und ich konnte mit frischen Kräften mein Leben wieder anpacken. Gleichzeitig öffneten Gespräche mit ihr mein Bewusstsein und meine Neugierde auf diese Art Arbeit.

Fasziniert von der schnellen Wirkung wollte ich gleich wissen, ob auch ich so etwas lernen könnte. In erster Linie nur, um mir selbst zu helfen. An einen neuen Beruf dachte ich da noch nicht, denn als freiberufliche Fachübersetzerin für Norwegisch war ich schon gut etabliert, und es gab keinerlei Gründe, beruflich etwas zu ändern.

Erst viel später erfuhr ich, dass diese Art Arbeit durchaus in der Familientradition liegt. Meine Mutter war Krankenschwester, und es wurde ihr oft gesagt, sie hätte »besondere Hände«. So hat man sie auf der Station gern zu den besonders schwierigen Fällen geschickt – oft auch zu Sterbenden. Aber sie hätte nie behauptet, dass sie »heilende Hände« hätte. Sie hat nur ihre Arbeit getan, und es wurde nicht groß darüber gesprochen. Auch in der Familie war es nie ein Thema.

Ich begab mich auf die Suche nach einer Möglichkeit, »so etwas« zu lernen, auch wenn ich noch keinerlei Vorstellungen hatte, wie das gehen könnte. Aber die vielen – mir eher seltsam vorkommenden – Methoden und Theorien, die ich dabei fand, überzeugten mich nicht. Ich wusste, wenn ich diesen Weg gehen sollte, müsste es eine bodenständige und alltagstaugliche Methode sein. Etwas anderes würde nicht zu meinem Leben passen. Therapeutic Touch erfüllte aber diese Kriterien, und es begann eine Lernzeit über viele Jahre.

Zuerst wandte ich meine neuen Kenntnisse nur im Freundes- und Familienkreis an. Aber schnell fragten immer mehr Leute nach einer Behandlung, und ich konnte eine eigene Praxis eröffnen.

Immer häufiger wollten Menschen diese Methode auch lernen, und heute biete ich Seminare und Ausbildungen an vielen Orten in Norwegen, Deutschland und in der Schweiz an.

Nach so vielen Jahren in diesem Beruf stehe ich immer noch tief bewegt und demütig vor der ungeheuren Kraft und Wirkung dieser Art Arbeit. Ein Leben ohne Energiearbeit ist für mich kaum noch vorstellbar. Sie ist mittlerweile nicht nur mein Hauptberuf, sondern meine tiefe Berufung geworden. Täglich werde ich reich beschenkt von intensiven Begegnungen, Lebensschritten, die ich begleiten darf, von den strahlenden Augen der Menschen nach einer Behandlung und von den Erfolgserlebnissen der Teilnehmer in den Seminaren.

Hat dieses Buch auch in Ihnen eine Sehnsucht nach einer Arbeit mit der heilsamen Berührung geweckt? Kribbelt es in Ihren Händen, und Sie möchten gleich richtig loslegen? Mit den Übungen in diesem Buch haben Sie ja schon einige Anregungen bekommen und können im privaten Umfeld erste Experimente machen.

Wer allerdings umfassender mit Therapeutic Touch arbeiten möchte, dem empfehle ich, Seminare zu besuchen, in denen eine »wirkliche« Berührung stattfinden kann. Und wie gesagt geht die Arbeit mit individueller Begleitung natürlich wesentlich tiefer, als ein Buch allein es vermitteln kann. Die praktische Arbeit fällt unter persönlicher Anleitung und mit Unterstützung auch wesentlich leichter. Außerdem kann man in den Seminargruppen zielgerichteter üben, denn die anderen Teilnehmer geben konkretere Rückmeldungen über die Wirkung, als nicht geübte Personen aus dem persönlichen Umfeld dies vermögen. Und das ist gerade am Anfang von unschätzbarem Wert. Auch ist es wichtig, eine Begleitung zu haben, wenn man selbst an Grenzen stößt und nicht weiterkommt oder Fragen zu klären sind. Denn oft sind es nur Kleinigkeiten, die man nicht richtig macht, oder man steht sich nur selbst im Weg.

Wir kommen mit dem Buch zum Ende, und dieser Weg hat erst begonnen. Wohin wird er *Sie* führen?

Im Anhang finden Sie Kontaktdaten, mit deren Hilfe Sie sich weiter informieren können. Wer weiß, vielleicht lernen wir uns dabei ja einmal persönlich kennen? Ich wünsche Ihnen jedenfalls alles Gute und viel Erfolg dabei, wenn Sie die segensreiche Methode des Therapeutic Touch zum eigenen und zum Wohle Ihrer Mitmenschen anwenden und weiter in die Welt tragen.

ANHANG

EINE 93-JÄHRIGE VISIONÄRIN – INTERVIEW MIT DOLORES KRIEGER

Im Jahr 2014 hatte ich die große Freude, persönlich mit Dolores Krieger zu sprechen, der Begründerin von Therapeutic Touch. Die 93-jährige »Grand Lady« der heilsamen Berührung lebt heute im Norden der USA nahe der kanadischen Grenze – in einem Naturschutzgebiet, umgeben von unendlichen Wäldern, die weit bis nach Kanada hineinreichen. Zurückgezogen hat sie sich aber ganz und gar nicht. Noch immer ist Dolores Krieger eine sehr aktive und impulsgebende Person, wenn es um die Weiterentwicklung von Therapeutic Touch geht.

Vera Bartholomay: »Mit welcher Motivation haben Sie Therapeutic Touch in den Siebzigerjahren entwickelt? Hatten Sie bereits damals eine Vision von dem, was dadurch entstehen könnte?«

Dolores Krieger: »Dora Kunz hat eigentlich alles ins Rollen gebracht. Sie hatte über mehrere Jahre Kontakt zu dem sehr bekannten Heiler Oskar Estebany. Selbst hatte sie in einem großen Maße hellsichtige Fähigkeiten, und irgendwann meinte sie: ›Ich glaube, ich verstehe jetzt, was Estebany macht, wenn er seine Hände zum Heilen auflegt.‹ Ich selbst hatte damals eine außerordentliche Professur für Krankenpflege an der New York University inne. Und ursprünglich bin ich ja Krankenschwester. Also fragte ich Dora, ob sie glaube, sie hätte es gut genug verstanden, um es uns Krankenschwestern zu unterrichten. Und sie meinte, ja, das könne sie schon versuchen. Ich unterrichtete damals Studenten in den höheren Stufen, die ihre Masterabschlüsse oder ihren Doktorgrad vorbereiteten. Es war also für mich kein Problem, eine Gruppe von ungefähr fünfzig Ärzten und Krankenschwestern einzuladen, um sich die Vorlesung von Dora anzuhören. So hat alles eigentlich begonnen. Natürlich war ich zuerst selbst auch eine Lernende, aber es stellte sich bald heraus, dass ich eine besonders gute Fähigkeit hatte zu heilen. Deshalb fingen Dora und ich sehr schnell an, gemeinsam an dem heilenden Aspekt zu arbeiten. Dora brachte mir zuerst bei, wie Handauflegen geht. Da ich als Professorin an einer Fakultät der Universität arbeitete und selbst gelernte Krankenschwester war, hatte ich einen guten Zugang zu Universitäten, Krankenhäusern und Gesundheitseinrichtungen.

Den Leuten gefiel das, was wir unterrichteten, und es hat sich sehr schnell herumgesprochen.

Die Zeitschrift *American Journal of Nursing* bat mich, einen Artikel über diese Arbeit zu schreiben. Dafür mussten wir erst mal einen Namen für das finden, was wir unterrichteten, und wir wählten dann Therapeutic Touch. Nachdem der Artikel veröffentlicht wurde, wurde Therapeutic Touch sehr, sehr schnell beliebt. Dora und ich haben daraufhin überall unterrichtet – nicht nur in den USA, sondern auch in Europa, Asien und Afrika. Es gab damals – wir sprechen ja vom Anfang der Siebzigerjahre – ein großes Bedürfnis nach einer solchen Methode. In dieser Zeit kam viel Wissen aus den alten Kulturen Indiens, Chinas et cetera in die westliche Welt.

So reisten wir ständig zu Krankenhäusern, Universitäten und Schulen und unterrichteten. Mittlerweile ist Therapeutic Touch in 106 Ländern außerhalb der USA bereits unterrichtet worden.«

V. B.: »Mit welchen Gefühlen schauen Sie heute zurück auf alles, was aus diesen ersten Schritten entstanden ist?«

D. K.: »Oh, das ist schon ein sehr gutes Gefühl. Wirklich sehr befriedigend. Ich bin jetzt nicht mehr ganz jung. In diesem Sommer (2014) werde ich 93 Jahre alt. Und wenn ich auf diese Jahre zurückschaue, muss ich schon sagen, dass ich ein außergewöhnliches und wunderbares Leben gehabt habe. Dazu haben nicht zuletzt die ganz besonderen Menschen beigetragen, mit denen ich zu tun hatte.

Wir fingen zuerst mit Menschen in Gesundheitsberufen an. Später – Mitte der Achtzigerjahre – habe ich eine Forschungsreihe mit Laien durchgeführt. Mit Müttern und Vätern von kleinen Kindern. Und ich habe festgestellt, dass auch Laien keinerlei Schwierigkeiten haben, diese Methode zu lernen. Seitdem haben wir Menschen aus den unterschiedlichsten Lebensbereichen unterrichtet. Wir haben auch Kranke unterrichtet, wie sie Menschen behandeln können, die eine ähnliche Krankheit wie sie selbst haben. Das war vor allem während der Aidsepidemie sehr sinnvoll. Wir haben zwar niemanden von Aids heilen können, aber die Folgekrankheiten konnten gelindert werden.

Therapeutic Touch ist in hohem Maße eine spirituelle Art zu heilen. Menschen, die Therapeutic Touch lernen und praktizieren, haben ein ungewöhnlich hohes Maß an Mitgefühl, sie helfen gern und entwickeln daraus eine ganz eigene Lebensart.«

V. B.: »Was war die ganz besondere Prägung von Dora Kunz in Therapeutic Touch? Und worin bestand der eigene Anteil von Ihnen?«

D. K.: »Dora war eine wunderbare Person. Sie war von Geburt an hellsichtig und war schon in fünfter Generation in ihrer Familie mit dieser Gabe gesegnet. Wirklich eine Weltklasse-Hellsichtige. Und eine sehr weise Frau. Ohne sie wäre Therapeutic Touch etwas ganz anderes geworden. Sie hat mir so viel beigebracht. So ungeheuer viel.

Auf der anderen Seite konnte ich durch meine wissenschaftliche Laufbahn mit Studium und einem Doktorgrad andere Aspekte hineinbringen. So haben wir uns gut ergänzt. Aber ich will mich in keiner Weise mit ihr vergleichen. Sie hatte außergewöhnliche Fähigkeiten. Übrigens war ihr Ehemann Professor der Philosophie. Er hat auch viel Wissen eingebracht. Ich bin sehr froh, sie gekannt zu haben.«

V. B.: »Wenn Sie zurückschauen, gab es sicherlich besondere Ereignisse oder Bedingungen, die Ihnen eine Hilfe waren oder auch gelegentlich Probleme gemacht haben?«

D. K.: »Ich wurde sehr beschenkt. Ich hatte so ein Glück, wahrgenommen zu werden. Nicht nur von den vielen Universitäten, auch von der medizinischen Welt. Ich konnte in vielen medizinischen Einrichtungen und Schulen unterrichten. Unterstützung kam von so vielen Seiten. Ich habe außerdem viele Auszeichnungen bekommen. Es hätte schrecklich schwer sein können. Aber ich wurde überallhin eingeladen. Lange war ich die Einzige, die diese Art Heilen unterrichtet hat. Erst später – Ende der Siebzigerjahre – kamen andere Methoden mit einem ähnlichen Hintergrund hinzu.

Ich war unter den Ersten in dem Bereich, was ich ›transpersonelles Heilen‹ nenne. Therapeutic Touch ist für mich eindeutig eine Methode des transpersonellen Heilens.

Natürlich gab es auch Widerstände. Manche Menschen waren wirklich dagegen, andere haben es einfach nicht verstanden und dann falsche Schlüsse gezogen. Manche Kritikpunkte wurden auch schlicht und einfach erfunden. Aber ich hatte große Unterstützung von vielen Personen in Presse, Radio und Fernsehen. Ich habe sehr viele Interviews gegeben. Diese Leute haben mich gut gekannt und konnten deshalb gut einschätzen, was ich wirklich tue.«

V. B.: »Therapeutic Touch wird ja in vielen Teilen der Welt unterrichtet und angewendet. Gab es dabei besondere Erfahrungen?«

D. K.: »Therapeutic Touch ist ein natürliches Potenzial in uns. Man muss dafür nichts kaufen, braucht keine Geräte, sondern hat alles in sich selbst. Gerade in Afrika hatten wir großen Erfolg. Bei vielen Kriegen und Umwälzungen entstand die Situation, dass fast nur Frauen und Kinder übrig waren. Die Männer waren tot oder verletzt. In Missionsstationen gab es Mitarbeiter, die sich um Gesundheitsfragen gekümmert haben. Einige haben den Frauen dann Therapeutic Touch beigebracht, und diese konnten ihre neuen Kenntnisse mit zurück in ihre Dörfer nehmen. Manchmal war es das Einzige, was sie dann hatten, um Kranken und Verletzten zu helfen.«

V. B.: »Sie haben eine Studie durchgeführt, die Sie ›The Knowing Project‹ genannt haben. Darin haben Sie erfahrene Therapeutic-Touch-Praktizierende gebeten, ihre inneren Wahrnehmungen während der Therapeutic-Touch-Behandlungen zu beschreiben. Also Worte für das zu finden, was sie tun und erleben, was in diesen ›magischen Momenten‹ wirklich geschieht. Warum war es Ihnen so wichtig, Worte dafür zu finden?«

D. K.: »Während man die Hände zum Heilen auflegt, geschieht enorm viel in einem selbst. Und es ist ungeheuer wichtig, dass wir in immer höherem Maße in der Lage sind, das Wissen über diese inneren Prozesse an andere zu vermitteln. Die Welt verändert sich gerade ungeheuer stark. Nicht nur hier bei uns, sondern in ganz vielen Kulturen. Und wir müssen etwas gegen die starken Kräfte setzen, die immer mehr ›Hightech‹ wollen. Dabei trifft sozusagen ›Hightouch‹ auf ›Hightech‹. Der Begriff stammt nicht von mir, trifft die aktuelle Lage aber sehr gut. Wir müssen uns damit auseinandersetzen, wie Heilen in einer hochtechnologischen Gesellschaft gehen kann.

Therapeutic Touch ist ja wirklich ein großer Erfolg geworden, und wir haben dabei auch das große Glück, dass unter den Therapeutic-Touch-Praktizierenden viele Menschen mit wissenschaftlichen Berufsabschlüssen sind – wie Mastergrade, Doktorgrade, darunter natürlich auch Ärzte. Und diesen Menschen ist es ein dringendes Anliegen, Therapeutic Touch in diese veränderten gesellschaftlichen Verhältnisse hineinzubringen.

Ich habe jetzt den ›Therapeutic Touch Dialogue‹ ins Leben gerufen. Das ist eine jährliche Konferenz in Montana mit Teilnehmern aus der ganzen Welt. Menschen, die über Therapeutic Touch schreiben, wie Sie es ja auch tun. Und Menschen, die Forschungen betreiben. Dort besprechen wir unterschiedliche aktuelle Projekte. Aber wir machen auch praktische Arbeit und unterrichten. Ich habe dort zum Beispiel über den tieferen Hintergrund von Therapeutic Touch unterrichtet. Und darüber, was in einem selbst geschieht, wenn man Therapeutic Touch anwendet. Ich meine nicht die physiologischen Aspekte, sondern wie das heilsame Berühren auch die Anwender in der Tiefe verändert. Es geht dabei auch um die Theorien des Heilens und Untersuchungen über den Heilungsprozess an sich.

Wir haben mit Therapeutic Touch die größte Menge an Forschungsergebnissen im Bereich des energetischen Heilens. Eine ganze Menge ist es geworden über die Jahre.

Alles geht in die Richtung eines neuen Bewusstseins. Dass wir überhaupt eine Ahnung davon bekommen, wohin die Zukunft uns führen wird. Wie wir alles mit neuen Augen betrachten können. Daran arbeiten wir jetzt.«

V. B.: »Welcher Aspekt von Therapeutic Touch fasziniert Sie persönlich am meisten?«

D. K.: »In Therapeutic Touch gibt es zwei Pfade: Der eine ist der heilende Aspekt, der andere die eigene innere Reise, auf die man sich begibt. Wenn man mit Therapeutic Touch arbeitet, lernt man, damit vertraut zu werden, was während der Arbeit von allein in einem entsteht. Wir lernen, wie wir mit Techniken arbeiten können, die zufällig während der Arbeit entstehen. Und es geht natürlich dabei nicht nur um den biologischen Teil in uns. Das ist eine große Aufgabe für die Zukunft. Aber wir haben so gute Leute, die sich intensiv damit auseinandersetzen.«

V. B.: »Was ist Ihre persönliche Zukunftsvision für Therapeutic Touch und das energetische Heilen allgemein?«

D. K.: »Mit den ›Therapeutic-Touch-Dialogues‹-Konferenzen hat sich vieles in einem hohen Maße geöffnet. Es ist viel Enthusiasmus entstanden. Es war einfach die richtige Zeit dafür. Wir arbeiten mit anderen Organisationen zusammen. Es geht sehr positiv weiter.

Die Gesellschaft verändert sich so schnell, nicht nur bei uns, sondern wirklich auf der ganzen Welt. In zehn Jahren werden wir nicht mehr wie jetzt über Energiearbeit diskutieren. Es wird eine ganz andere Atmosphäre sein. Ich bin sicher, dass Therapeutic Touch weiterhin dabei sein wird, sozusagen mit der Zukunft mitwachsen wird. Wir werden nicht über fehlende Nachfrage klagen können, denn unsere Arbeit wird weiterhin sehr gebraucht.

Unser Vorteil für die künftige Entwicklung ist auch, dass wir an keinerlei Ideologien gebunden sind. Alle können es lernen.

Mit dem eigenen inneren Prozess lernen wir uns außerdem selbst besser kennen. Auch das gehört zum Sinn des Lebens. Verstehe dich selbst, und du kannst das ganze Universum verstehen.

Und die Kraft der Berührung ist so enorm wichtig für die Menschheit.«

V. B.: »Danke für dieses Gespräch und für die wunderbare Arbeit, die Sie für uns alle geleistet haben!«

KANN EIN BEHINDERTES KIND EIN GESCHENK SEIN?

Dieses Buch hat mit Leila begonnen. Erlauben Sie mir hier noch einige Worte zu diesem kleinen Mädchen.

Zynismus liegt mir fern. Ob das Leben mit einem schwerstbehinderten Kind ein Geschenk sei, ist eine wirkliche Frage – auch wenn ich sicher bin, dass die meisten von uns in einer solchen Lebenssituation weit über die Grenzen ihrer Leistungsfähigkeit kämen.

Ich lernte Leila und ihre Mutter vor einigen Jahren kennen und schrieb gleich danach folgenden Text über die beiden:

»Theresa ist eine 21 Jahre alte Studentin, als sie unerwartet schwanger wird. Sie beschließt, das Kind zu bekommen. Die Schwangerschaft verläuft ganz normal, alle Untersuchungen sind positiv. Leila kommt zu Hause zur Welt, wirkt etwas blass und schwach, aber sonst scheint zunächst alles okay zu sein. Sie trinkt jedoch nicht, das ›ungute‹ Gefühl verstärkt sich, und die Eltern lassen Leila im Krankenhaus untersuchen. Die Ärzte sind ratlos. Offenbar stimmt etwas nicht, aber die üblichen Diagnoseeinstufungen passen alle nicht. Später spricht man von einer spontanen Genmutation. Sie muss per Magensonde ernährt werden, da sie keinen normalen Schluckreflex hat, entwickelt sich verzögert, kann aber mit anderthalb Jahren sitzen und ein wenig durch die Gegend robben. Dann folgen mehrere Lungenentzündungen, die so schwer verlaufen, dass sie einmal sogar reanimiert werden muss. Durch den kurzen Sauerstoffmangel wird das Gehirn belastet, und ihre Entwicklung fällt weit zurück.

Bald ist klar, dass Theresa allein für ihr Kind sorgen muss. Sie schafft es, ihr Psychologiestudium weiterzuführen und erfolgreich abzuschließen – trotz der vielen folgenden Krankenhausaufenthalte und Notsituationen. In guten Zeiten kann Leila einige Stunden am Tag in einer sozialpädagogischen Einrichtung verbringen.

Wie lebt es sich mit einem so schwer behinderten Kind? Was macht man mit einem Kind, mit dem man nicht verbal kommunizieren kann, von dem keine Antwort, oft auch gar keine Reaktion kommt? Theresa ist mittlerweile der Meinung, dass es nicht darum geht, dass Leila bestimmte Fähigkeiten erlernt, sondern dass sie als Mutter lernen muss, Leilas ›Sprache‹ zu sprechen – ihre Zeichen zu verstehen, die nonverbale Kommunikation zu verfeinern. In guten Stunden hat sie das Gefühl, dass es auch klappt.

Und dann ist da dieses Gefühl, dass Leila trotz ihrer vielen Behinderungen ein ganz außergewöhnliches Kind ist. Sie hat eine ganz eigene Ausstrahlung, von der auch fremde Personen ergriffen werden. Was will sie uns zeigen? Was können wir durch Leila lernen?

Die Mutter ist eher befremdet, als ich sie nach den Alltagsbelastungen und Einschränkungen frage. ›Klar sind manche Situationen schwierig, aber es geht uns nicht schlecht. Und manche mögen es nicht glauben, aber ich habe die tollste Tochter der Welt!‹«

Leila wurde fünf Jahre alt. Beim Abschied wurde ein Gedicht von Ursa Paul zitiert:

Geburt
das Kommen aus der Liebe
Tod
das Zurückgehen in die Liebe
der Zwischenraum
unser Leben ein Geschenk
um diese Liebe in unseren Seelen zu entfalten

Theresa arbeitet heute als Psychologin und integriert auch Therapeutic Touch in ihre Arbeit. Durch ihre ganz besonderen Erfahrungen kann sie vielen Menschen helfen.

VERZEICHNIS DER ÜBUNGEN

LITERATUR

Bartholomay, Vera: »Heilsame Berührung – Brückenschlag zwischen moderner Medizin und alten Heiltraditionen«, in *Natur und Heilen* 10/2008

Bischof, Marco: *Biophotonen. Das Licht in unseren Zellen*, Verlag Zweitausendeins, Frankfurt a. M., [13]2005

Bruyere, Rosalyn: *Das Geheimnis der Chakras. Unsere Licht- und Energiezentren*, Heyne Verlag, München 2001

Campbell, Joseph: *The Mythic Image, Bollingen Series C*, Princeton University Press, Princeton 1974

Eichelbeck, Reinhard: »Die Sprache unserer Zellen – Regulationsdiagnostik«, in *Bio* 1/2009

Faulstich, Joachim: *Das Geheimnis der Heilung. Wie altes Wissen die Medizin verändert*, MensSana bei Knaur Verlag, München 2010

Fuß, Holger: »Biophotonen. Das rätselhafte Leuchten allen Lebens«, in *Spiegel* 8/2005 und *Technology Review*, gelesen unter www.spiegel.de/wissenschaft/mensch/biophotonen das-raetselhafte-leuchten-allen-lebens-a-370918.html

Govinda, Kalashatra: *Chakra Praxisbuch. Spirituelle Übungen für Gesundheit, Harmonie und innere Kraft*, Südwest Verlag, München 2005

Grunwald, Martin: »Gefühlte Welten«, in *Gehirn und Geist* 3/2004

Heuser, Uwe Jean, über Tania Singer im Artikel »Wir müssen mehr fühlen«, in *Die Zeit* 23/2013

Hiemetzberger, Martina, Pieczara, Annemarie, und Rebitzer, Gerlinde: *Auswirkungen der Pflegeintervention Therapeutic Touch bei PatientInnen mit Hörsturz – Ein Forschungsbericht*, Facultas, Wien 2011

Johannessen, Berit: *Sykepleiere i alternativ behandling*, Doktorarbeit, Universität Bergen, Norwegen, 2006

–, *Komplementær og alternativ behandling – en grunnbok for sykepleiere*, Gyldendal akademisk, Oslo 2008

Johansson, Astrid: »Kerstin Uvnäs Moberg: Ibland är det ett helvete att vara först«, in *DN-Livsstil*, 20. 11. 2009

Johari, Harish: *Das große Chakra-Buch*, Bauer Verlag, Freiburg i. B. 1979

Krieger, Dolores, Cole, Pat, und Matheny, Sandy: *Looking over my Shoulder – A study of Mindfullness during Therapeutic Touch*, TT Dialogues 2012 (unveröffentlicht)

Krieger, Dolores: *A Spectrum of Experiences*, TT Dialogues 2011 (unveröffentlicht)

–, *A Tale of a Perfect Healing* (unveröffentlicht)

–, *Therapeutic Touch. Die Heilkraft unserer Hände*, Bauer Verlag, Freiburg i. B., ²1995, Neuaufl. bei Lüchow 2012

–, *Therapeutic Touch. The Inner Workbook*, Bear & Company, New Mexico 1997

–, »Therapeutic Touch: ›The Imprimatur of Nursing‹«, in *American Journal of Nursing* 1975

Kunz, Dora, mit Krieger, Dolores: *The spiritual dimension of Therapeutic Touch*, Bear & Company, Rochester, Vermont, 2004

Kunz, Dora: *Die Aura – Farben und Symbole des menschlichen Energiefelds*, Aquamarin Verlag, Grafing 1994

Lübbers, Annette: »Der Zauber der Berührung«, in *Natur und Heilen* 11/2013

Macrae, Janet: *Therapeutic Touch. Kontaktheilung – Die heilende Berührung*, Aquamarin Verlag, Grafing 1995

Milne, Hugh: *Aus der Mitte des Herzens lauschen. Eine visionäre Annäherung an Craniosacralarbeit. Teil 1*, Via Nova, Petersberg 2007

Myss, Caroline: *Chakren. Die sieben Zentren von Kraft und Heilung*, MensSana bei Knaur Verlag, München 2000

–, *Sacred Contracts – Awakening your divine potential*, Three Rivers Press, New York 2002, 2003

Nössig, Franziska: »Tania Singer – Mitgefühl lässt sich wie ein Muskel trainieren«, in *Thüringische Landeszeitung*, 7.5.2012

Oschman, James L.: *Energiemedizin – Konzepte und ihre wissenschaftliche Basis*, Urban & Fischer, München 2006

Ploner-Grißmann, Heidi Maria: *Therapeutic Touch, ein Impuls zur Verbesserung der Lebensqualität. Eine Perspektive in der Palliative Care unter besonderer Berücksichtigung der Pflege*, Masterarbeit, Universität Krems, Österreich, 2010 Popp, Alexander: Vortrag über Regulationsdiagnostik, »Heilen-Symposium«, Benediktushof, Holzkirchen 2009

Popp, Fritz-Albert: »Leben leuchtet«, Interview in *Geo* 2/2005

–, *Die Botschaft der Nahrung*, Verlag Zweitausendeins, Frankfurt a. M., [6]2005

–, »Leben und Licht – Biophotonen, Kohärenz und Kommunikation«, in *Tattva Viveka* 18/2002

–, »Heiler auf dem Prüfstand – Wissenschaftlich fundierte erste Ergebnisse«, in *CO MED* 1/2008

–, *Biophotonen – Neue Horizonte in der Medizin. Von den Grundlagen zur Biophotonik*, Haug Verlag, Stuttgart 2006

Ritt, A. M., Pöhm, R., und Watzl, A.: »Therapeutic Touch – Berührende Pflege«, in *pflegenetz* 7/2003

Ritt-Wollmersdorfer, A. M., und Watzl, A.: »Ganzheitliche Pflege – Therapeutic Touch«, in *Österreichische Pflegezeitschrift* 3/2003

Rogers, M.: *Theoretische Grundlagen der Pflege. Eine Einführung*, Lambertus Verlag, Freiburg i. B., [2]1997

Sayre-Adams, Jean, und Wright, Steve G.: *Therapeutische Berührung in Theorie und Praxis*, Ullstein Mosby, Berlin 1997

Schipprack, Annette: »HAUT-Sache Liebe«, in *Focus Online* 3/1997

Van Gelder-Kunz, Dora, und Karagulla, Shafica: *Die Chakren und die feinstofflichen Körper des Menschen*, Econ Taschenbuchverlag, München 2000

Vollmar, Klausbernd: *Das Arbeitsbuch zu den Chakras*, Kailash/Hugendubel Verlag, München 1997

Wiederkehr, Gabriele, Ardelt, Hannes, und Wildeis, Nina: »Verbesserung der Befindlichkeit – Ergebnis Präsentation der Pflegestudie ›Therapeutische Berührung‹«, in *Procare* 12/2002

Wiederkehr, Gabriele: »Heilen durch Handauflegen – Grundlagen energetischer Modelle und Heilmethoden«, in *Procare* 9/2002

Das Urteil des Bundesverfassungsgerichts zum Thema »Heilen« ist veröffentlicht unter:

http://www.dgh-ev.de/sites/default/files/downloads/bverfg-urteil_01.pdf

KONTAKT

Für alle, die mehr erfahren wollen, habe ich ein kleines Infopaket vorbereitet. Unter www.therapeutic-touch-bartholomay.com/Bonusmaterial finden Sie weitere Informationen, unter anderem auch Hördateien mit Übungen und Meditationen. Geben Sie dort das Zugangswort »Heilsames« ein.

Gern schicke ich Ihnen auch regelmäßige Informationen mit meinem Newsletter zu, wenn Sie mir Ihre Mail-/Postadresse mitteilen (bitte mailen an info@therapeutic-touch-bartholomay.com).

Auf meiner Website www.therapeutic-touch-bartholomay.com schreibe ich außerdem regelmäßig in einem Blog über Therapeutic Touch und angrenzende Lebensthemen.

Auch finden Sie mich auf Facebook: www.facebook.com/TherapeuticTouchUndEnergiebalance.

Vera Bartholomay
Therapeutic Touch und Energiebalance
Benzstraße 23
66123 Saarbrücken
www.therapeutic-touch-bartholomay.com
E-Mail: info@therapeutic-touch-bartholomay.com
Telefon: +4968132344

DANKE

An alle meine Seminarteilnehmer. Durch eure Fragen und Lernschritte wurde die Grundlage für dieses Buch gelegt.

An alle Wegbegleiter, die mich gestärkt und inspiriert haben.

An alle, die mich vor Herausforderungen gestellt haben. Durch euch habe ich viel gelernt.

An meinen Mann, Berni, der das Schreiben begleitet und mir alle Zeit der Welt geschenkt hat.